JN296850

栄養科学シリーズ
NEXT
Nutrition, Exercise, Rest

運動生理学

人体の構造と機能

第2版

岸 恭一・上田伸男・塚原丘美／編

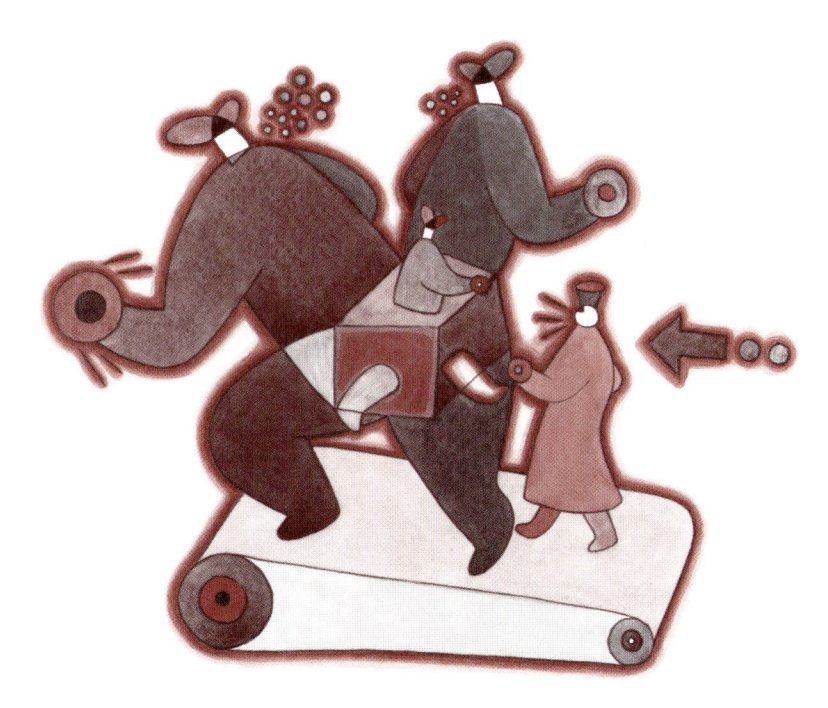

講談社サイエンティフィク

シリーズ総編集

中坊　幸弘　京都府立大学 名誉教授
山本　　茂　十文字学園女子大学大学院人間生活学研究科 教授

シリーズ編集委員

海老原　　清　愛媛大学 名誉教授
加藤　秀夫　県立広島大学 名誉教授
河田　光博　京都府立医科大学 名誉教授
木戸　康博　京都府立大学 名誉教授
小松　龍史　同志社女子大学 名誉教授
武田　英二　専門学校健祥会学園 校長
辻　　英明　岡山県立大学 名誉教授

執筆者一覧

安房田司郎　高知学園大学健康科学部管理栄養学科　教授（5.5～5.8）
上田　伸男＊　元聖徳大学人間栄養学部　教授（6, 10）
上西　一弘　女子栄養大学栄養学部栄養学科　教授（3）
大中　政治　関西福祉科学大学　名誉教授（4）
小澤　啓子　女子栄養大学短期大学部栄養指導研究室　専任講師（6）
加藤　　尊　朝日大学保健医療学部健康スポーツ科学科　教授（13.5A）
加藤　秀夫　県立広島大学　名誉教授（7）
川野　　因　元東京農業大学応用生物科学部栄養科学科　教授（6）
岸　　恭一＊　徳島大学　名誉教授（1, 2, 4, 9）
小松　龍史　同志社女子大学　名誉教授（13.1～13.3, 13.5B, C）
杉島　有希　至学館大学健康科学部栄養科学科　助教（5.1～5.4）
鈴木　　公　元龍谷大学農学部食品栄養学科　教授（5.1～5.4）
鈴木　　理　山陽女子短期大学食物栄養学科　教授（11.6）
塚原　丘美＊　名古屋学芸大学管理栄養学部管理栄養学科　教授（13.4, 13.6, 13.7）
中村　弘幸　別府大学食物栄養科学部食物栄養学科　助教（5.5～5.8）
西田　由香　名古屋女子大学健康科学部健康栄養学科　教授（7）
松枝　秀二　川崎医療福祉大学　名誉教授（12）
松原　周信　（株）総合システム研究所　代表取締役（11.1～11.5）
真鍋　祐之　元長崎国際大学健康管理学部健康栄養学科　教授（8）

（五十音順，＊印は編者，かっこ内は担当章・節・項）

第 2 版 まえがき

　科学技術の進歩は物質的に私たちの生活を豊かにし，産業の機械化，自動化，車の普及，家庭の電化をもたらし，私たちを重労働から解放し，生活を便利にしました．それに伴い，身体活動量は減少して体力の低下を招き，肥満症，高血圧症，糖尿病などの生活習慣病を増加させました．これに対処するため，厚生労働省は1978年から本格的に国民健康づくり対策に取り組み，健康づくりの3要素として栄養・運動・休養を挙げました．

　運動は，スポーツ選手の専売特許ではなく，一般の人々の体力づくりや健康の維持・増進に欠くことができません．身体活動が減少すると，筋肉や骨が萎縮するだけではなく，生理機能が全般的に低下します．しかし，闇雲に運動すれば良いというものではなく，不適切な運動は筋傷害，骨折，関節障害，循環器障害などをもたらします．運動の効果は，運動の種類，強度，運動時間，頻度，回数などにより異なりますので，運動についての正しい知識が求められます．

　筋収縮の機序，運動時の代謝，生理機能の変化などの基礎的事項から，健康増進のための運動，疾患の運動療法などの応用に至るまで，本書では運動に関する広範囲の領域が取り上げられています．初版は，幸いにして江湖の好評を博し，12刷を数えるに至りました．しかし，初版発行から10年以上が経過し，その間「健康づくりのための運動基準2006」[*]，「健康づくりのための運動指針2006(エクササイズガイド2006)」[*]なども公表されました．そこで，本改訂版ではそれらも取り入れるとともに，編著者を新たに加えて全面的に見直しました．今回の改訂においても，基本的な編集方針は変わりありませんが，章のタイトルを分かりやすい表記に改め，曖昧な字句を修正し，図表も一部新しくしました．

　本書は，管理栄養士・栄養士はもとより，健康運動指導士やスポーツ栄養士にも活用していただけるものと信じています．本書を通じて，健康づくりのための運動の意義を理解し，運動を正しく実践して，健康な生活をおくられることを願っています．

　　　2011年3月

　　　　　　　　　　　　　　　　　　　　　　　　　編者　岸　　恭一
　　　　　　　　　　　　　　　　　　　　　　　　　　　　上田　伸男
　　　　　　　　　　　　　　　　　　　　　　　　　　　　塚原　丘美

[*] 3刷時「健康づくりのための身体活動基準2013」準拠

栄養科学シリーズ NEXT
続巻刊行にあたって

　「栄養科学シリーズNEXT」全20巻の刊行後，栄養士法が改正されて，2002年から栄養士・管理栄養士養成の新カリキュラムが実施されることになりました．このたび，新カリキュラムに対応して「栄養科学シリーズNEXT」の当初の編集方針はそのままに，新しい科目の教科書をシリーズに加えるとともに既存科目の内容の見直しを行いました．

　本シリーズの刊行にあたっては，"栄養 Nutrition・運動 Exercise・休養 Rest"を柱に，新しい視点で学問の進歩を十分取り入れ，時代のニーズと栄養学の本質を礎として，次のような編集方針としました．

・各巻ごとの内容は，シリーズ全体を通してバランスの取れたテキストとなるように配慮する
・記述は単なる事実の羅列にとどまることなく，ストーリー性をもたせ，学問分野の流れを重視して理解しやすくする
・レベルは落とすことなく，できるだけ平易にわかりやすく記述する
・図表はできるだけオリジナルなものを活用し，視覚からの内容把握を重視する
・管理栄養士国家試験出題基準（ガイドライン）にも考慮した内容とする

　今回の栄養士法改正に伴う栄養士・管理栄養士養成新カリキュラムでは，学生たちに受け身の学習ではなく，自発的に学ぶことを求めています．そのため，演習や実習の時間数も増えており，それぞれの分野に学ぶべき目標も設定されています．そして何よりも，他の専門職の人々と協同して人々の健康を支援する食生活・栄養の専門家養成を目指しています．

　新カリキュラムに対応した今回の教科書は，臨地実習や演習も含む新カリキュラムの教育目標を達成するための内容を盛り込み，他の専門家と協同して事に当たるという点も配慮した内容としました．

　本書で学ばれた学生たちが，新しい時代の栄養士・管理栄養士として活躍されることを願っています．

シリーズ総編集　　中坊　幸弘
山本　茂

運動生理学　人体の構造と機能　第2版 ――― 目次

1. なぜ運動が必要か：健康と運動 ……………………………… 1

 1.1 健康とは ……………………………………………………… 1
  A. 健康の定義 ………………………………………………… 1
  B. 体力 ………………………………………………………… 1
 1.2 運動しないとどうなるか …………………………………… 3
  A. 長期間寝込むと生理機能は低下する …………………… 3
  B. 運動不足 …………………………………………………… 4
 1.3 どのような運動をすればよいか …………………………… 5
  A. 有酸素運動と無酸素運動 ………………………………… 5
  B. 生活習慣病の予防には有酸素運動が有効 ……………… 6

2. 筋肉はどのようにして収縮するか：筋収縮のしくみ … 8

 2.1 骨格筋の構造 ………………………………………………… 8
  A. 筋肉は筋線維の集まりである …………………………… 9
  B. 筋線維の種類 ……………………………………………… 11
 2.2 骨格筋はどのようにして収縮するか ……………………… 12
  A. 興奮の伝導 ………………………………………………… 13
  B. 筋収縮はミオシンがアクチンを引き込むことにより起こる ……… 13
 2.3 筋収縮にはいくつかの型がある …………………………… 15
  A. 単収縮と強縮 ……………………………………………… 15
  B. 静的収縮と動的収縮 ……………………………………… 16
  C. 張力と筋長の関係 ………………………………………… 17
 2.4 運動は神経により調節されている ………………………… 18
  A. 筋肉の神経支配 …………………………………………… 18
  B. 中枢による運動の調節 …………………………………… 21

3. からだのしくみと運動：運動時の生理機能 ……………… 23

 3.1 運動すると脈拍が増える …………………………………… 23
  A. 循環器とは ………………………………………………… 23
  B. 心拍数の調節 ……………………………………………… 24
  C. 心拍出量の調節 …………………………………………… 24
  D. 安静時と運動時の各組織への血流量 …………………… 25
  E. 運動と血圧 ………………………………………………… 25
 3.2 運動すると呼吸数が増える ………………………………… 26

A.	呼吸器とは	26
B.	運動と呼吸	26
C.	肺換気量	26
D.	酸素負債	27
E.	運動時に換気量が増加するメカニズム	27
3.3	運動とホルモンの関係	28
A.	内分泌とは	28
B.	運動時の内分泌	29
C.	運動トレーニングと内分泌	29
3.4	運動時には尿量が減る	29
3.5	食事直後に激しい運動はしない	31
A.	運動時の消化管機能	31
B.	運動時の消化器症状	31
3.6	運動と免疫について	31

4. 運動に必要なエネルギー：運動時のエネルギー代謝　33

4.1	エネルギー消費量の測定	33
A.	エネルギー消費量の測定法	33
B.	呼気ガス分析法によるエネルギー量計算例	34
4.2	筋収縮のエネルギー源	37
A.	ATP-クレアチンリン酸系	37
B.	無酸素的解糖系	38
C.	有酸素的代謝系	38
4.3	各種運動のエネルギー消費量	39
A.	エネルギー代謝率（RMR）	39
B.	メッツ（METs）	39
4.4	作業効率	41

5. 栄養素の働き：運動と栄養素代謝　43

5.1	運動の種類によってエネルギー源がちがう	43
A.	運動に使用される骨格筋線維のちがいと糖質・脂質エネルギー比率	43
B.	運動の強度と持続時間によるエネルギー源利用の変化	44
C.	食事組成の変化によるエネルギー源利用の変化	45
5.2	運動と糖質	46
A.	血糖と運動時のグルコース利用	46
B.	グリコーゲン貯蔵量と運動能力	47
C.	グリコーゲン貯蔵量と食事	47
D.	乳酸の処理と再利用	48
E.	運動と糖質代謝	48

F.	糖質の特質	49
5.3	運動と脂質	50
A.	エネルギー源としての脂質の役割	50
B.	運動時の脂肪酸の動員	50
C.	運動と血清脂質	50
D.	脂質の特質	51
5.4	運動とタンパク質	51
A.	エネルギー源としてのタンパク質の役割	51
B.	運動とタンパク質代謝	52
C.	運動とタンパク質推奨量	53
5.5	エネルギーの栄養素別摂取比率	54
5.6	運動と水分	54
A.	水の出納	54
B.	運動時の水分代謝	54
C.	運動時の水分摂取	55
5.7	運動とミネラル	55
A.	カルシウム	55
B.	鉄	56
C.	その他のミネラル	56
5.8	運動とビタミン	57
A.	水溶性ビタミン	57
B.	脂溶性ビタミン	58

6. 何を食べればよいか：運動と食事 …… 60

6.1	運動時の食事内容	60
A.	エネルギーと栄養素をどれだけ摂取するか	60
B.	食事のとり方	63
C.	各種食品の特徴と役割	64
6.2	運動選手の食生活	66
A.	基礎体力強化期（トレーニング期）の食生活	66
B.	試合期の食生活	68
C.	移行期の食生活	70
D.	体重調整期（ウエイトコントロール期）の食事	71
E.	スポーツ障害の回復期の食生活	72

7. 運動すると疲れる：運動と疲労 …… 73

7.1	「疲れた」とは何か	73
7.2	「疲れる」原因は何か	74
A.	疲労物質の蓄積説	74

	B.	エネルギー源の消耗説	77
	C.	物理化学的変化	77
	D.	生体恒常性の失調	78
	E.	神経機能の失調	78
7.3	「疲労」もいろいろ		78
	A.	肉体疲労と精神疲労	78
	B.	局所疲労と全身疲労	78
	C.	急性疲労と慢性疲労	78
7.4	疲労の評価		79
	A.	自覚症状調査	79
	B.	他覚的症状観察	79
	C.	生理機能検査法	80
	D.	生化学的検査法	80
7.5	疲労の予防と回復方法		80
	A.	疲労の予防	80
	B.	疲労の回復	81

8. 暑さ・寒さ，気圧と運動：運動と環境 …… 84

8.1	運動すると体温はどうなる		84
	A.	熱の産生と放散	84
	B.	体温調節の範囲	84
8.2	温度や湿度が高いとき		85
	A.	熱の放散	85
	B.	暑いときの体の変化	86
	C.	暑いときの運動はいけないか	87
8.3	環境温が低いとき		88
	A.	寒いときの体の変化	88
	B.	寒いときの運動に気をつけよう	88
8.4	圧力が高いとき		89
	A.	水に潜ると呼吸が変わる	89
	B.	吸ったガスに気をつけよう	90
8.5	気圧が低いとき		90
	A.	山に登ると呼吸が変わる	90
	B.	運動するには酸素が必要	90
	C.	少ない酸素に体が慣れる	91

9. 運動の前に検査を受けよう：メディカルチェック … 92

9.1	健康状態と生活習慣	92
9.2	安静時の医学的検査（メディカルチェック）	92

A.	問診	93
B.	診察	93
C.	臨床検査	94
9.3	運動負荷試験	94
A.	一般的注意事項	94
B.	運動負荷時の測定項目とその評価	94
C.	運動負荷試験の禁忌	95
9.4	運動時の安全管理	95
A.	運動時の注意点	95
B.	運動を中止する徴候	96
C.	運動中の突然死	96

10. どのような運動をすべきか：運動処方の実際 … 98

10.1	運動処方をつくる	98
A.	運動処方とは	98
B.	運動処方をつくる前に	99
C.	運動種目を決める	102
10.2	運動負荷テストを行う	102
A.	階段昇降法	102
B.	自転車エルゴメータ	104
C.	トレッドミル	104
10.3	体力・運動能力テストとは	105
A.	体力テストで何がわかるか	105
B.	新体力テスト	106

11. 健康のために運動をしよう：身体活動基準 … 110

11.1	体力を高めれば健康が増進される	110
11.2	運動は発育を助け，老化を遅らせる	111
11.3	日本人の体力	112
11.4	どれだけ運動すればよいか	113
11.5	健康のための運動の実際	114
A.	運動強度の求め方	114
B.	コンディショニング	114
C.	注意事項	115
11.6	健康づくりのための身体活動基準 2013	115
A.	策定の背景	115
B.	基準 2006 から基準 2013 への大きな変更点	116
C.	身体活動，運動，生活活動の考え方	116
D.	身体活動量，運動量の基準値	116

| | E. | 体力の基準値 | 118 |

12. 筋力をつけよう：身体トレーニング　119

- 12.1　トレーニングの効果　119
- 12.2　トレーニングの種類　119
  - A.　走行トレーニング　119
  - B.　筋力トレーニング（レジスタンストレーニング）　121
  - C.　複合型のトレーニング　124
  - D.　トレーニングと休養　125
  - E.　トレーニング計画の実際　126

13. 運動で病気を治そう：運動療法　127

- 13.1　運動療法の基本的事項　127
  - A.　運動療法の効果はどんなもの　127
  - B.　運動療法はどのような疾患に必要となるか　127
  - C.　運動療法を行ってはいけない疾患　128
- 13.2　循環器疾患と運動療法　128
  - A.　高血圧は運動療法で改善できる　128
  - B.　虚血性心疾患の予後と運動療法　130
- 13.3　呼吸器疾患と運動療法　131
  - A.　呼吸不全とは　131
  - B.　呼吸器疾患に運動療法が有効　131
- 13.4　代謝性疾患と運動療法　132
  - A.　メタボリックシンドロームと肥満症の運動療法　132
  - B.　糖尿病患者の運動療法　133
  - C.　脂質異常症と運動療法　135
- 13.5　骨・関節疾患と運動疾患　136
  - A.　骨粗鬆症とは　136
  - B.　関節疾患には運動療法による訓練が必要　139
  - C.　骨折や靱帯損傷時の運動療法　140
- 13.6　神経・筋疾患と運動療法　141
  - A.　脳卒中の運動療法　141
  - B.　パーキンソン病の運動療法　141
  - C.　筋ジストロフィー症の運動療法　142
- 13.7　消化器疾患と運動療法　142
  - A.　肝疾患（脂肪肝）の運動療法　142
  - B.　便秘の運動療法　143

参考書　145
索　引　147

1. なぜ運動が必要か：健康と運動

　健康の維持・増進のためには，適正な栄養素摂取と同時に，適度な運動と十分な休養が必要である．健康支援を行う場合，食事指導と運動指導を組み合わせて行うほうがより効果的である．そのためには，栄養の知識だけではなく，運動のしくみ，運動が生理機能や代謝におよぼす影響，健康に対する運動の効果やその危険性，および疾患時の運動療法などについても知ることが大切である．

1.1 健康とは

A. 健康の定義

　よく知られている健康の定義は，世界保健機関(WHO, 1946)による「健康とは，単に病気ないしは虚弱でないというだけではなく，身体的，精神的，社会的に完全に良好な状態である」というものである．この定義は，単に明らかな病気がないからといって健康であるとはいえないとしたこと，また身体的および精神的健康はもとより，「社会的な」健康の概念を加えた点で画期的であった．しかし，健康のレベルについては「完全な(well-being)」という理想的な状態しか考えられていない．現実には，非常に健康な人から明らかな病気の人まで，いろいろな健康状態の人がおり，健常者と病人に単純に分けることは困難である．健康状態は，身体計測，尿検査，血液生化学的検査，内分泌検査，免疫能測定，生理機能検査などの臨床検査，体力測定など，さまざまな指標や方法を用いて，総合的に判定する必要がある．

B. 体力

　体力には，精神的要素を含める場合と含めない狭義の身体的能力をいう場合の2つがあるが，健康を問題にする場合は精神力，適応能力を含めた広い意味の体

表 1.1 体力の分類

体力	行動体力	筋力（瞬発力，持久力） 全身持久力 調整力（適応性，協調性，敏捷性，平衡性，柔軟性，巧緻性）
	防衛体力	物理的ストレス因子に対する抵抗力（環境温度，湿度，気圧，大気酸素分圧，重力など） 化学的ストレス因子に対する抵抗力（薬物，毒物，異種タンパク質など） 生物学的ストレス因子に対する抵抗力（細菌，ウイルス，寄生虫など） 生理的ストレス因子に対する抵抗力（空腹，脱水，不眠，疲労など）
	精神力	精神的ストレス因子に対する抵抗力 判断力 意志力

力が使われる．ここでは健康増進の観点から体力の概念を幅広くとらえ，表 1.1 のように分類する．

a. 行動体力

スポーツなどのように，外界に対して能動的に働きかけるときの体力が行動体力である．行動体力には，筋力，全身持久力といった体力と，敏捷性，巧緻性のような運動の調節にかかわる調整力が含まれる．スポーツ選手にとって，競技成績を上げるうえで重要な要素となる．また健康づくりにおいても，行動体力を高めることは生活習慣病の危険因子を少なくする効果がある．たとえば，全身持久力をつける運動は，呼吸・循環機能を高め，コレステロール代謝や糖質代謝を改善し，呼吸器疾患，循環器疾患，肥満，腰痛などの予防にも役だつ．敏捷性に富む体は，緊急時に危険を避けることができる．さらに，柔軟性があれば骨折などの防止にもつながる．

b. 防衛体力

外界からの種々の刺激やストレス因子に対して，生体では内部環境の恒常性（ホメオスタシス）を維持しようとして神経系，内分泌系，免疫系などが働くが，その際に発揮される抵抗力が防衛体力である．ストレスには身体的ストレスと精神的ストレスがあり，ストレスを起こすストレス因子には，温度，振動，騒音などの物理的因子，毒物，排気ガスなどの化学的因子，細菌，ウイルスなどの生物学的因子，空腹，脱水などの生理的因子，不安，怒り，悲しみなどの心理的因子，および人間関係，仕事の責任などの社会的因子などがある．人には，大なり小なりつねにこれらのストレス因子が作用しているが，ストレスに弱く，胃潰瘍や心身症になりやすい人と，ストレスに強く，すぐに適応することができ，障害を受けない人とがいる．

c. 精神力

広義の体力には精神的要素が含まれる．すなわち，肉体は精神があってその機能を発揮し，また逆に，肉体がないと精神力を行動に移すことができない．また，精神的要素は行動体力と防衛体力の両方に関係するが，本書では体力の中の精神的要素を精神力として別に分類した．精神力には，不快，苦痛，恐怖などの精神

的ストレス因子に対する抵抗力と，意志力，判断力，意欲などが含まれる．

1.2 運動しないとどうなるか

　自動車の普及，家庭や職場における電化，機械化，通信手段の発達などは，人々を重労働から解放した．しかし，生活のスピード化や競争社会は逆に運動時間をなくし，人々に運動不足を招く結果をもたらした．ヒトを含め，動物の特性は動くことにあり，運動不足は，筋・骨格系，呼吸・循環器系をはじめ種々の生理機能を低下させる(表1.2)．

　身体活動の極度に少ない例として，四肢のギプス固定や運動神経麻痺による局所の安静と，寝たきり状態(ベッドレスト)における全身の安静や微小重力環境で機械的刺激が低下する宇宙飛行などがある．一般に，寝たきりなどにより，各器官系には次に述べるような変化が起こる．

A. 長期間寝込むと生理機能は低下する

　脳卒中や認知症，あるいは骨粗鬆症による大腿骨頸部骨折などの結果，寝たきりとなる例が多い．寝たきりとなったり，また宇宙飛行士のように微小重力環境で生活すると，体にさまざまな変化を生じる．それらの変化を知り，その予防や治療の方法を考えることは，寝たきりの人や宇宙飛行士の健康管理に必要なだけではなく，一般の人々の健康の維持・増進にとっても役にたつものである．

a. 循環器系

　運動不足により，心臓の容積が小さくなることがX線写真で観察されており，心機能も低下する．また，長期のベッドレストでは，心拍数が増加し，心拍出量は減少する．

　長期間ベッドで寝ていると，立ち上がったときに脳循環が不十分となり，立ちくらみを起こしやすくなる．立つと重力の作用で血液は下半身に流れやすくなり，下半身に血液が貯留するからである．その結果，心還流量と心拍出量は減少し，

表1.2　運動不足による身体の変化

1. 筋肉 　筋肉の萎縮 　筋力低下	4. 呼吸・循環器系 　最大酸素摂取量の減少 　循環血液量の減少
2. 骨 　骨のミネラル減少 　骨粗鬆症	5. 代謝 　耐糖能の低下 　HDL-コレステロール値の減少 　LDL-コレステロール値の増加
3. 心臓 　心拍数の増加 　心拍出量の減少 　心室容量の減少	6. 全身 　体力の低下 　抵抗力の低下 　免疫能の低下

血圧は低下する．このような血液循環の変化が，上半身，とくに脳への血液循環を減少させ，失神などを起こす．

b. 骨系

ベッドレストや宇宙飛行では，尿中へのカルシウムやリンなどのミネラル排泄（はいせつ）が増加する．それらのミネラルは骨から失われたものであり，それにより骨密度は低下し，もろくなって骨折しやすくなる．運動すると，骨に機械的な刺激が加わり，骨芽細胞（こつが）が活性化され，骨量が増す．

c. 筋系

宇宙飛行により，尿中への窒素排泄が増加し，窒素出納が負となる．そのとき，筋肉は萎縮するが，抗重力筋（重力に対して姿勢を維持する役割をもつ筋）のヒラメ筋のほうが長指伸筋よりも萎縮が著しい．また，遅筋線維（Ⅰ型）が速筋化し，Ⅱ型線維に変化する (p. 11参照)．さらに筋収縮は骨に対する刺激となっており，筋肉が萎縮すると骨への負荷が減少し，骨の萎縮を促進する一因となる．

d. 代謝，内分泌系

長期間の疫学調査から，運動不足，高血圧，脂質異常症，喫煙，肥満，糖尿病は心臓病の危険因子であることが明らかにされた．このなかで，喫煙以外の因子は運動と直接的あるいは間接的に関係があり，運動不足は心疾患発症の危険因子であるといえる．運動は血中の低密度リポタンパク質(LDL)濃度を下げ，高密度リポタンパク質(HDL)濃度を上昇させ，動脈硬化を抑える働きがある．

体を動かさないでいると耐糖能は低下し，運動することによりインスリン感受性が増す．運動が糖代謝を促進する理由として，血流の増加による筋肉への糖供給の増加のほか，インスリン受容体数の増加，グルコース輸送体の増加が考えられる．一方，運動不足は基礎代謝量を低下させ，肥満を起こしやすくする．

B. 運動不足

運動トレーニングにより体内の各器官が刺激され，体の機能が高まる．日ごろから運動するように心がけていると，予備力が増し，風邪などに対する抵抗力も大となる．

腰痛（ようつう）は腰椎（ようつい）や椎間板（ついかんばん）そのものの病変で起こるほか，腰椎を支える筋群や靭帯（じんたい）の変化によるものもある．腰部や腹部の筋力が低下すると，長時間の起立などにおいて脊柱を正常に支えられなくなり，一部の筋肉に過剰な負担がかかる．また脊髄（せきずい）神経根を圧迫するなどして腰痛を起こす．

運動不足は肥満を招きやすく，また，脂質異常症，動脈硬化，心疾患，糖尿病，胃潰瘍，痛風，関節炎などにかかりやすくなる．さらに，若いときに運動して最大骨量*を多くしておくことは骨粗鬆症の予防に役だつ．

  ＊　ピークボーンマスともいう．ヒトの一生の中でいちばん骨量が多いときであり，10〜20

図 1.1 運動の一般的な効果

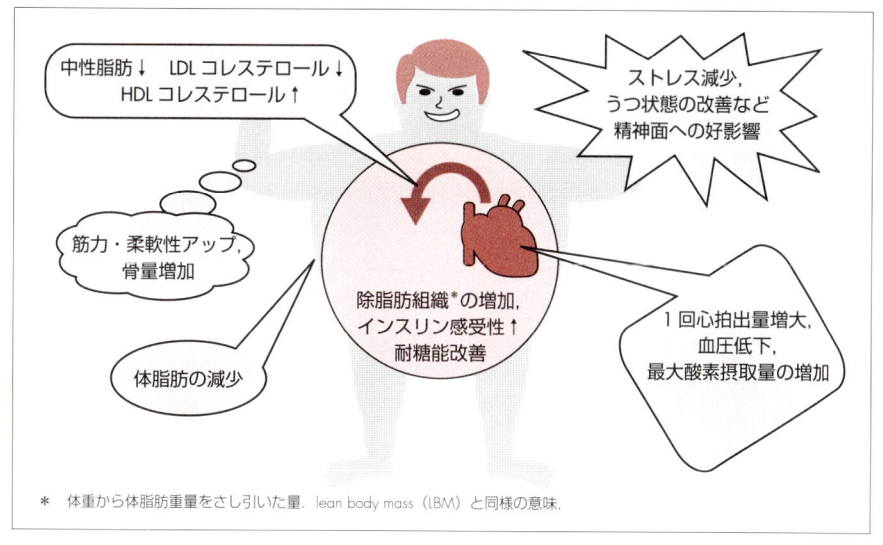

中性脂肪↓　LDLコレステロール↓
HDLコレステロール↑

ストレス減少，うつ状態の改善など精神面への好影響

筋力・柔軟性アップ，骨量増加

除脂肪組織*の増加，インスリン感受性↑耐糖能改善

体脂肪の減少

1回心拍出量増大，血圧低下，最大酸素摂取量の増加

＊ 体重から体脂肪重量をさし引いた量．lean body mass（LBM）と同様の意味．

歳ころといわれる．

また，ちょっとした運動でも気分転換になり，ストレス解消には有効である．身体活動は適度の疲労をもたらし，不眠症の予防と治療にもつながる．活動的な生活，能動的な生活態度はうつ状態を抑え，心身症の予防に一役かっている（図1.1）．

1.3 どのような運動をすればよいか

運動不足は生活習慣病を助長する．しかし，運動が健康を増進させるとしても，ただ運動をすればよいのではなく，適切に行わないとむしろ健康を阻害する場合もある．

A. 有酸素運動と無酸素運動

運動の分類は数多く，身体局所の運動と全身運動，静的な運動と動的な運動，無酸素運動と有酸素運動などに分けられる．

静的な運動とは，壁を押し続けたり，重い物をもち続けたりする運動で，物の移動がなく，外に対する物理的仕事量はゼロである．握力や背筋力の検査における運動がこれに相当する．一方，通常の動作は動的な運動である．たとえば，物をもち上げたり，ボールを投げたり，歩いたり，走ったりするのはすべて動的運動である．

また，エネルギー供給機構の種類により有酸素運動と無酸素運動に分類される．ジョギング，マラソン，エアロビクス，テニス，縄跳びのような長時間の運動で

は，クエン酸回路(TCAサイクル)を介して，解糖系よりも多量のATPを産生している．クエン酸回路には酸素が必要なことからこれらの運動は，有酸素運動と呼ばれる．

これに対して，全力疾走，重量挙げ，ジャンプ，投てきなどの瞬間的に力強いパワーを出す運動では，酸素を利用したエネルギー供給に加えて，クレアチンリン酸の分解やグルコースから乳酸までの嫌気的な分解(解糖)によりエネルギーが供給されるので，無酸素運動という．

B. 生活習慣病の予防には有酸素運動が有効

健康の維持・増進には，全身持久力を高めておくことが望ましい．そのためには，最大酸素摂取量($\dot{V}O_2max$)*を増加させる運動が必要であり，有酸素運動が適当である．厚生労働省は「健康づくりのための身体活動基準2013」を2013年3月に公表した．そのなかで，身体活動を生活活動と運動に分けている．身体活動基準として，65歳以上の者には，強度を問わず，身体活動を毎日40分(10メッツ・時/週)，18～64歳の者には，3メッツ以上の強度の身体活動を毎日60分(23メッツ・時/週)および3メッツ以上の強度の運動を毎週60分(4メッツ・時/週)と策定している．

メッツ：metabolic equivalents, METs

* 生体が単位時間かつ1g体重に摂取できる酸素量の最大値をいう．これは有酸素代謝で出しうるエネルギーの最大量を表す．

健康づくりのための運動は，だれでも，いつでも，どこでも，マイペースで，安全にでき，楽しくて，長続きするものがよい．一人でも可能で，特別な用具や，施設，技術を必要とせず，費用もかからず，天候，場所を選ばない運動が適している．

肥満の予防や治療においては，脂肪分解促進作用を示す中等度の運動を長時間続けることにより消費エネルギーを増していくのがよい．呼吸・循環器系の機能改善には，全身的な運動で，リズミカルな運動がよい．運動の種目としては，ジョギング，サイクリング，エアロビクス，縄跳び，水泳などがある．しかし厳密には，同じ全身運動といっても，ジョギングなどは下半身を，水泳は上半身を鍛えるのにそれぞれ適しており，各自の体調，好みなどにより選択することが大切である．

従来，運動関係の研究者は，運動の強度としては「酸素摂取(消費)量」が用いられ，最大酸素摂取量の何%という表現が使われてきた．一方，栄養関係の研究者では「キロカロリー(kcal)」を用いていた．その結果，300 kcalに相当する運動は，ゴルフなら1ラウンド，卓球なら45分，縄跳びなら20分，分速100メートルの歩行なら60分などと標記されていた．しかし厳密には，運動する人の体重が大きく影響し，体重が重い人は1分間あたりのエネルギー消費量も多い．メッ

ツという安静時座位の消費エネルギーを用いることで，

 1 メッツ ＝ 1 kcal/kg 体重/時
    ＝ 1 kcal/60 kg 体重/分
    ＝ 3.5 mL 酸素消費/kg 体重/分

という関係から成り立ち，運動で使う「酸素消費」と栄養で使う「kcal」が「メッツ」により関連づけられた．

　なお，運動強度とは，学術用語としての他に，一般的な用語としても使用されている．目的，場合，条件などにより測定法と基準が適宜使われており，本書でもそれぞれの測定項目において「高強度」「中強度」「低強度」などの用語を使用している．強度の基準の算出方法は p. 39，p. 114 参照のこと．

---

1) 運動不足は，筋肉や骨の萎縮，呼吸・循環機能の低下，代謝の変化をひき起こす．
2) 体力をつけ，健康を維持・増進させるためには運動が必要である．
3) 体力は，行動体力，防衛体力および精神力に分けられる．
4) 生活習慣病の予防には有酸素運動がよい．

2. 筋肉はどのようにして収縮するか：筋収縮のしくみ

体の筋肉は骨格筋，内臓の筋肉および心筋に分類される．身体運動にはおもに骨格筋が関与するが，それらの収縮は神経系により支配されている．そこで，まず骨格筋の構造と収縮のしくみについて説明し，その後で神経系による運動の調節について述べる．

2.1 骨格筋の構造

骨格筋(図2.1)は，筋線維に直角に走る縞模様があるので横紋筋（おうもんきん）といわれる．

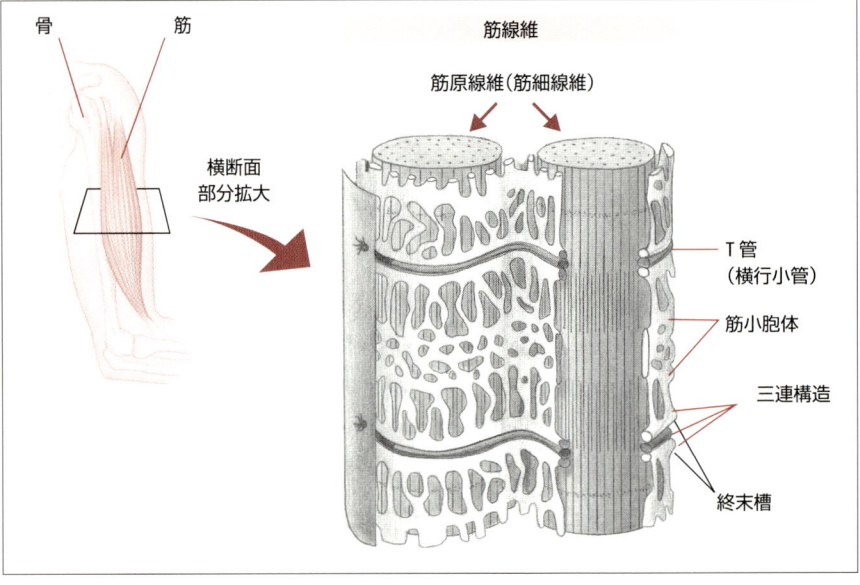

図 2.1 骨格筋の構造

A. 筋肉は筋線維の集まりである

a. 筋線維

筋細胞は細長い形をしているので，通常，筋線維と呼ばれる．筋肉は数多くの筋線維の束からできている(図2.2A)．筋線維の細胞膜は筋線維膜(筋鞘)，また細胞質は筋形質と呼ばれる．筋線維には核が多数あり，1本の筋線維は数多くの筋原線維の束からできている(図2.2B)．筋形質内には筋原線維を取り囲むように筋小胞体が存在する(図2.1)．

b. 筋原線維(筋細線維)

筋原線維を顕微鏡で観察すると，縞模様が見える．明るく見える部分は単屈折性で，明帯またはⅠ帯といい，暗く見える部分は複屈折性で，暗帯あるいはA帯と呼ばれる．A帯の中央にやや明るいH帯があり，その真ん中にごく細い暗線が見られるが，それをM線という．また，Ⅰ帯の中央に黒いひも状の線があり，Z線という．Z線からZ線までを筋節(サルコメア)と呼び，筋原線維の形態学的単位を構成している(図2.2C)．すなわち，筋原線維は筋節が長く並んだものである．

c. 筋フィラメント

一本の筋原線維は，さらに筋フィラメントの集まりでできている．筋フィラメントには，細いフィラメントのアクチンと太いフィラメントのミオシンの2種類がある．アクチンフィラメントはZ線から左右に櫛状に伸び，アクチンフィラメントの櫛の中央部にミオシンフィラメントが交互に重なって並んでいる(図2.3)．A帯はミオシンフィラメントが存在している部分である．A帯の中の明る

図2.2　骨格筋の微細構造

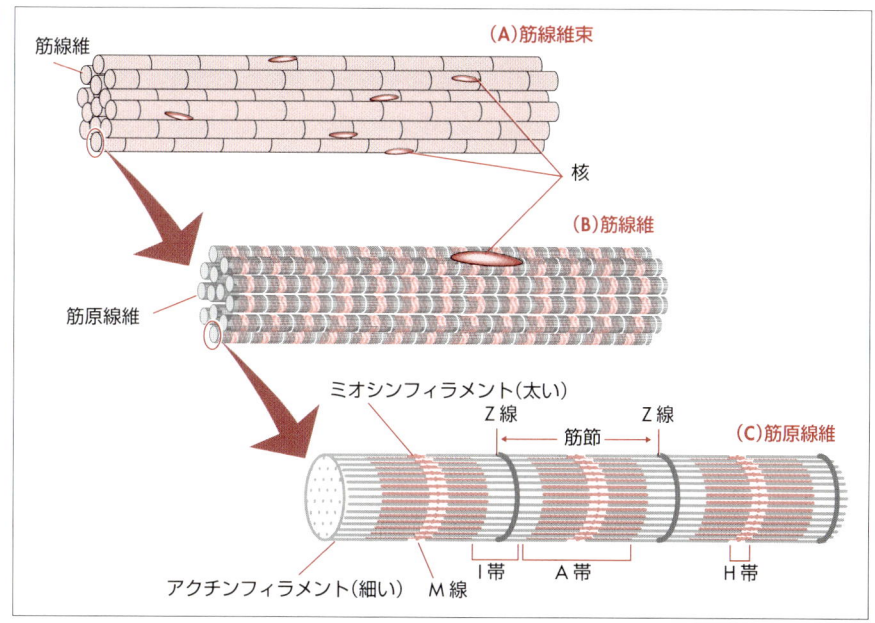

図 2.3 筋フィラメントの構造とその横断

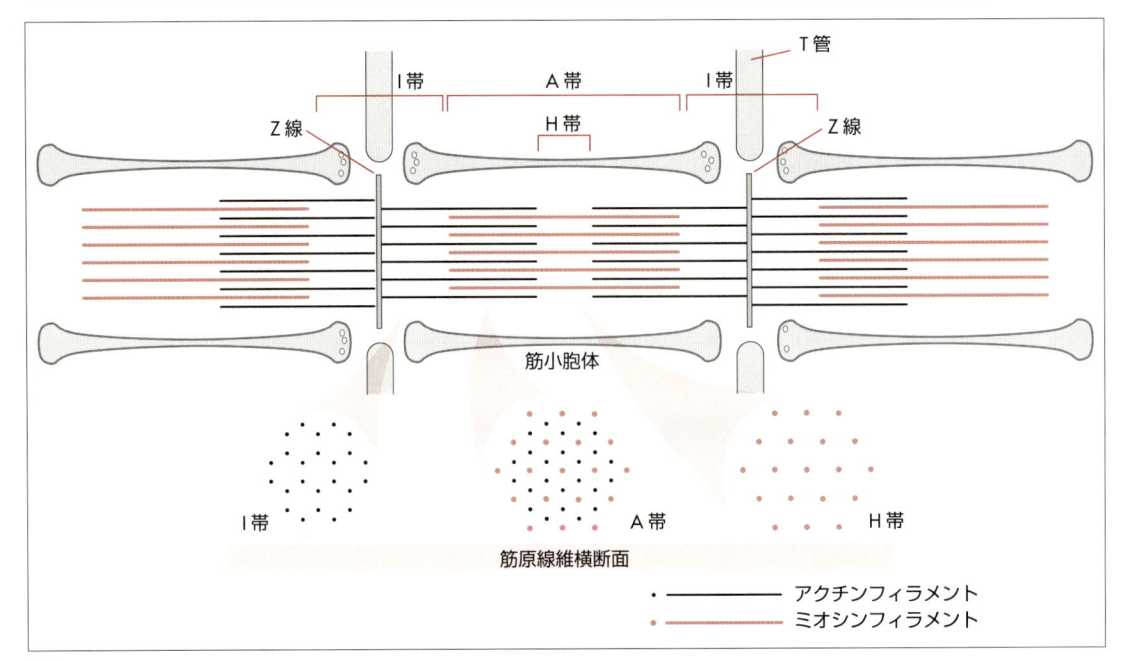

い H 帯ではミオシンフィラメントのみが見られる．一方，I 帯はアクチンフィラメントのみから構成されている．

　筋原線維の横断面を電子顕微鏡で観察すると，I 帯のところでは細いフィラメントのみが，また，H 帯では太いフィラメントのみが見える．A 帯の暗い部分の横断では，太いフィラメントの周りを細いフィラメントが六角形状に取り囲んでいるように見え，逆に細いフィラメントを中心にして考えると，その周りを太いフィラメントが三角形状に取り囲んだような，規則正しい幾何学紋様を描いている（図 2.3）．

(1) ミオシン　　ミオシンフィラメントの主成分はミオシンである．ミオシンは細長い分子で，棒状の尾部に 2 個の洋ナシ状の頭部がついた形態をしている（図 2.4B）．ミオシンは 2 本のミオシン軽鎖(L メロミオシン)と，4 個の小さなミオシン軽鎖を含む大きな重鎖(H メロミオシン)に分かれる．ミオシン頭部はアデノシン三リン酸(ATP)を分解する ATP アーゼ活性をもち，アクチンとの結合能を有している．

(2) アクチン　　細いフィラメントの主成分はアクチンであり，それにトロポミオシンとトロポニンというカルシウム調節タンパク質が加わったものである（図 2.4A）．アクチンモノマーは球状をしており，G-アクチンという．G-アクチンが重合して数珠状に並んだものが F-アクチンである．F-アクチンは重合して二重のらせん構造をとり，その溝に沿ってトロポミオシン分子がからみついてアクチンフィラメントを構成している．アクチンフィラメントの一端は Z 線にくっつき，遊離端は筋節の中央に伸びている．

　トロポミオシンは細長い棒状の分子である．それに結合するトロポニンはトロ

図2.4 アクチンとミオシンの微細構造

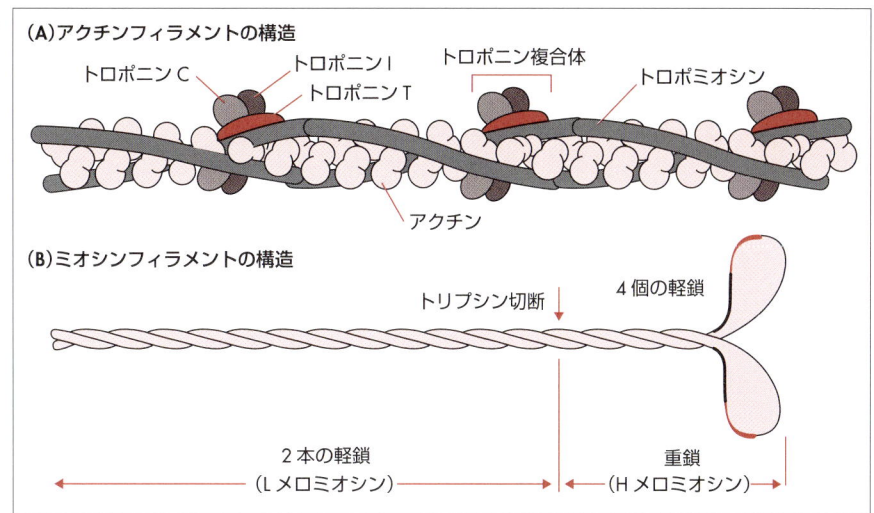

(A) アクチンフィラメントの構造
トロポニンC、トロポニンI、トロポニンT、トロポニン複合体、トロポミオシン、アクチン

(B) ミオシンフィラメントの構造
トリプシン切断、4個の軽鎖、2本の軽鎖（Lメロミオシン）、重鎖（Hメロミオシン）

ポニンIとCとTの3つの複合体である．トロポニンIはアクチンと直接結合し，アクチンとミオシンの結合を阻害する．トロポニンCにはカルシウムイオン（Ca^{2+}）と結合する部位がある*．Ca^{2+}と結合したトロポニンCはトロポニンIの作用を抑制し，アクチンとミオシンが結合できるようにしている．トロポニンTはトロポミオシンとの結合因子である．

 * トロポニンCはカルモジュリンの一種と考えられる．

d. T管系と筋小胞体

各筋原線維の周囲には，縦管系と横行小管系の2種類の内部膜系が存在している．横行小管系はT管系ともいわれ，筋線維膜が細い管となって筋線維の長軸と直角に，筋線維を横切るように貫いて筋線維内部に陥入したものである．T管系は筋線維表面から内部に興奮を伝える役目を果たしている．縦管系を構成する筋小胞体の両端はT管付近で膨らんでいる．その膨大部を終末槽といい，Ca^{2+}を蓄えている．T管とそれをはさむ左右の終末槽をあわせて三連構造（トリアド，図2.1）と呼ぶ．

B. 筋線維の種類

a. 赤筋と白筋

筋肉は肉眼的に赤筋と白筋に分けられる．赤筋はミオグロビンを多く含むため赤みがつよく，ミトコンドリアを多く含む．下肢ではヒラメ筋が赤筋に，腓腹筋は白筋に分類される．赤筋は骨に近い深部に多く，遅筋に分類されている．この赤筋では疲労が起こりにくく，姿勢保持に働く．白筋は表層部にあり，速筋で，素早い運動に適しているが，疲労しやすく，持続力に乏しい．

しかし最近は表2.1のようにより詳しく3種類に分類されることが多い．

表 2.1 筋線維の型とその特徴

分類	遅筋	速筋	
	赤筋 Ⅰ型 SO	白筋/赤筋 ⅡA型 FOG	白筋 ⅡB型 FG
形態的特徴			
筋線維の太さ	細い	中間	太い
ミトコンドリア量	多い	中間	少ない
運動終板	小さい	中間	大きい
組織化学的特徴			
酸化酵素活性	高い	中間/高い	低い
解糖系酵素活性	低い	中間	高い
ミオグロビン量	多い	多い	少ない
グリコーゲン量	普通*	多い	中間
トリアシルグリセロール量	多い	中間	少ない
ミオシンATPアーゼ活性 　(pH 9.4のとき)	低い	高い	高い
機能的特徴			
収縮速度	遅い	速い	速い
収縮力	小さい	中間	大きい

SO：slow-twitch, oxidative（遅筋, 酸化的代謝），FOG：fast-twitch, oxidative-glycolytic（速筋, 酸化的・解糖的代謝），FG：fast-twitch, glycolytic（速筋, 解糖的代謝）
*ヒラメ筋は多い

b. 遅筋線維と速筋線維

　ミオシンのATPアーゼ活性が酸性で安定なものがⅠ型線維であり，アルカリ性で安定なATPアーゼ活性を示す線維がⅡ型線維である．Ⅱ型線維はさらにⅡAとⅡBに分けられる．ⅡA型線維は，Ⅰ型とⅡB型の中間の性質を示す．Ⅰ型線維は遅筋線維に，Ⅱ型線維は速筋線維に，それぞれ対応している．これら筋線維は，収縮特性のほか，組織化学的性質や生化学的性質も異なる．Ⅰ型線維は有酸素的代謝が活発で，酸化酵素活性が高く，解糖系酵素活性は低い．Ⅱ型線維はそれらと逆の酵素活性を示す．基質含量にも差があり，Ⅰ型線維にはトリアシルグリセロール(中性脂肪)が多く含まれ，グリコーゲン量は少ない．この基質含量もⅡ型線維では逆である．収縮速度とエネルギー産生型を組み合わせて，SO線維(遅筋, 酸化的代謝)，FOG線維(速筋, 酸化的・解糖的代謝)，FG線維(速筋, 解糖的代謝)と分類することもある．SO線維は収縮が遅く，有酸素的であり，FG線維は収縮が速く，解糖系が主であり，FOG線維は収縮が速く，酸化酵素活性と解糖系酵素活性がともに高い．SO線維，FOG線維およびFG線維は，それぞれタイプⅠ，ⅡAおよびⅡBにほぼ相当する．

2.2 骨格筋はどのようにして収縮するか

　運動神経の興奮は神経筋接合部を介して筋肉に伝えられ，その結果として筋線

図 2.5 興奮収縮連関

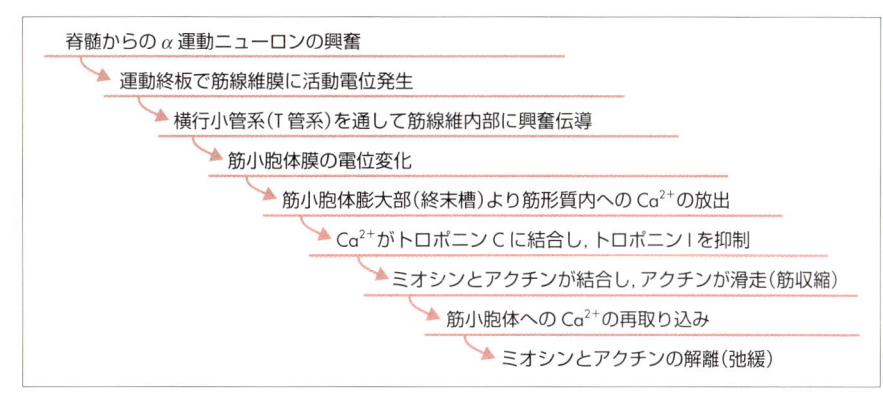

```
脊髄からのα運動ニューロンの興奮
  ↓
運動終板で筋線維膜に活動電位発生
  ↓
横行小管系(T管系)を通して筋線維内部に興奮伝導
  ↓
筋小胞体膜の電位変化
  ↓
筋小胞体膨大部(終末槽)より筋形質内へのCa²⁺の放出
  ↓
Ca²⁺がトロポニンCに結合し,トロポニンIを抑制
  ↓
ミオシンとアクチンが結合し,アクチンが滑走(筋収縮)
  ↓
筋小胞体へのCa²⁺の再取り込み
  ↓
ミオシンとアクチンの解離(弛緩)
```

維表面に生じた電気的興奮が筋線維内部に伝導され,ミオシンフィラメントとアクチンフィラメントの結合をひき起こし,筋肉の収縮を起こす.

A. 興奮の伝導

a. 神経筋接合部

運動神経の神経線維終末と筋線維が接している神経筋接合部を運動終板という.神経線維終末には多数のシナプス小胞が存在し,アセチルコリンが蓄えられている.

b. 興奮収縮連関

筋肉が刺激されると,筋線維膜が興奮し,そこに生じた活動電位がT管系を通り内部に伝えられる.T管系を伝わってきた興奮が小胞体に伝達されると,小胞体のカルシウムチャネルが開口して,筋形質内へCa^{2+}が放出される.このCa^{2+}が引き金となってミオシンフィラメントとアクチンフィラメントが結合し,筋収縮が起こる.筋線維膜の興奮から筋収縮に至る一連の過程を興奮収縮連関と呼ぶ(図 2.5).

B. 筋収縮はミオシンがアクチンを引き込むことにより起こる

a. 滑走説

筋肉が収縮するとき,Z線とZ線間の距離(筋節の長さ)やI帯とH帯の長さは短縮するが,A帯の長さとZ線からH帯の端までの長さは変わらない(図 2.6B).すなわち,ミオシンフィラメントの間にアクチンフィラメントが滑り込み,両フィラメントの長さは変わらず重なる範囲が増すだけである.これを筋収縮の滑走説という.

b. 筋収縮の分子機構

ミオシンフィラメントの頭部がアクチンフィラメントと架橋を形成する.アクチンフィラメントには方向性があり,Z帯を境にして筋節の中央部に向かって両側へ矢じり様の構造をとる.ミオシンフィラメントとアクチンフィラメントの性

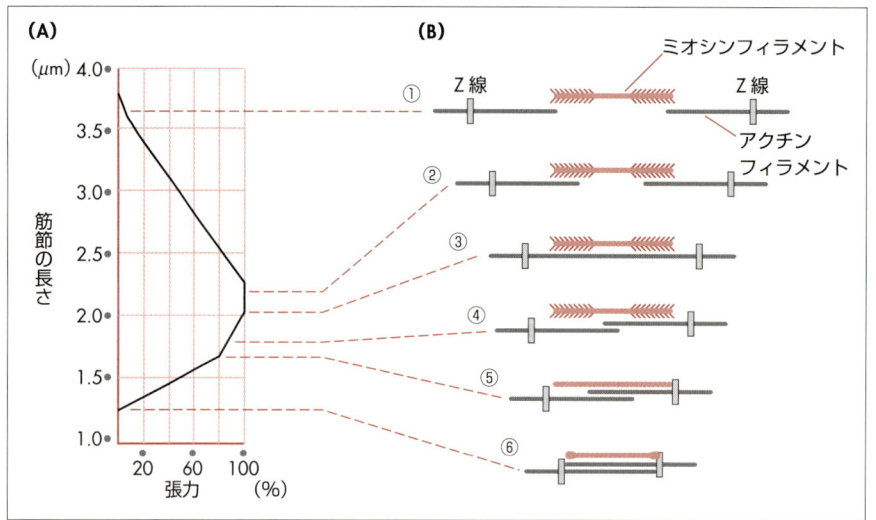

図2.6 筋節の長さと発生する張力の関係（A. M. Gordonら, 1966）

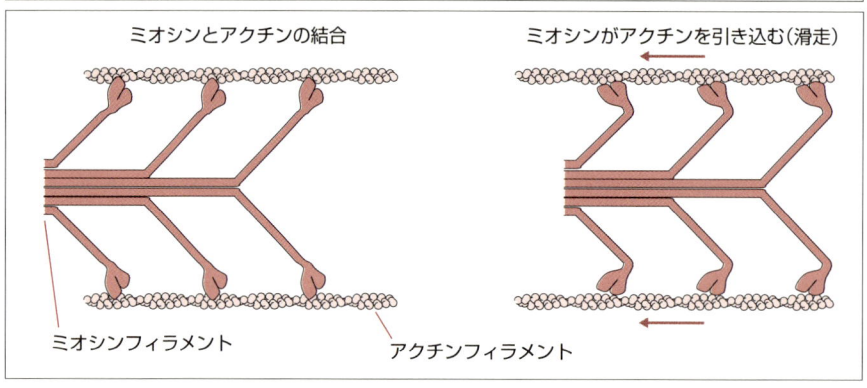

図2.7 筋収縮の分子機構（滑走説）

質により，ミオシンフィラメントがアクチンフィラメントを引き込むことにより筋収縮が起こる（図2.7）．

　Ca^{2+}が存在していないときは，トロポニンIはアクチンと結合しており，ミオシンとアクチンの結合を阻止している．しかし，筋収縮の際に，Ca^{2+}が筋小胞体から放出されトロポニンCと結合すると，ミオシンがアクチンと結合することができるようになり，筋肉は収縮する．ミオシンのもつATPアーゼ活性によりATPが分解されて筋収縮のためのエネルギーを供給する．筋収縮が終わると，筋形質内に放出されていたCa^{2+}を筋小胞体が再び取り込み，筋形質内のCa^{2+}濃度が低下すると，ミオシンとアクチンは解離し，筋肉は弛緩する（図2.5）．

2.3 筋収縮にはいくつかの型がある

A. 単収縮と強縮

a. 単収縮

筋肉に単一の短い電気刺激を加えると，活動電位が1個生じ，その後1回収縮し，すぐに元の弛緩状態に戻る．このような一過性の収縮が筋収縮の基本型であり，これを単収縮という（図2.8）．一般に，刺激の強さを増すと張力も大となるが，それは反応する筋線維の数がしだいに増すからである．1本の筋線維について見ると，どの筋線維もその収縮は「全か無かの法則」にしたがい，閾値以下の刺激ではまったく反応せず，それ以上の刺激では最大に収縮し，それ以上刺激を強くしても張力は変わらない．

b. 強縮

1回目の刺激ののち，筋肉が完全に弛緩する前に，続けて2回目の刺激をすると，第1の収縮に第2の収縮が重なり，単収縮よりも大きな収縮となる．この現象を加重という（図2.8）．

頻回に連続刺激を与えると加重も連続して見られ，滑らかな1つの大きな収縮曲線を描くようになるが，これを強縮という（図2.8）．通常，運動中の骨格筋の収縮は強縮である．

c. 拘縮と硬直

活動電位を伴わない可逆的な収縮を拘縮という．細胞外液のカリウムイオン（K$^+$）濃度の上昇，アセチルコリン投与などにより，筋線維を脱分極させると拘縮が起こる．

収縮タンパク質の変性や筋線維内ATPの消失により，ミオシンとアクチンが結合した状態のままでとどまるのが硬直である．単収縮，強縮および拘縮がいずれも可逆的な収縮であるのとは異なり，硬直は不可逆的な収縮である．熱や酸を

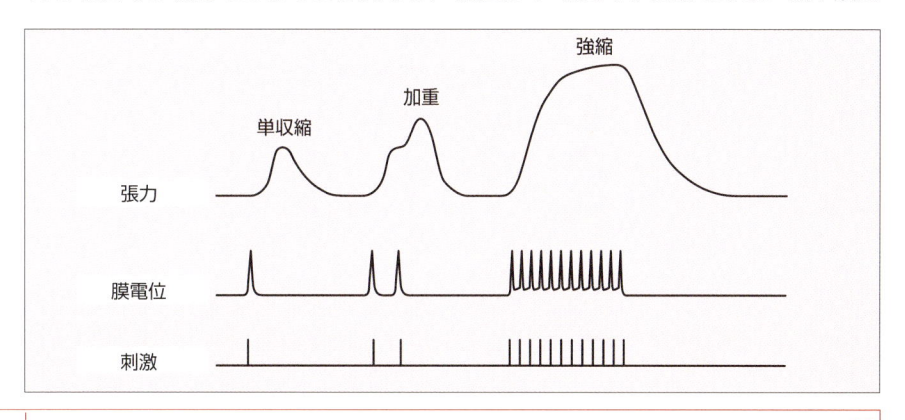

図2.8 筋収縮の型

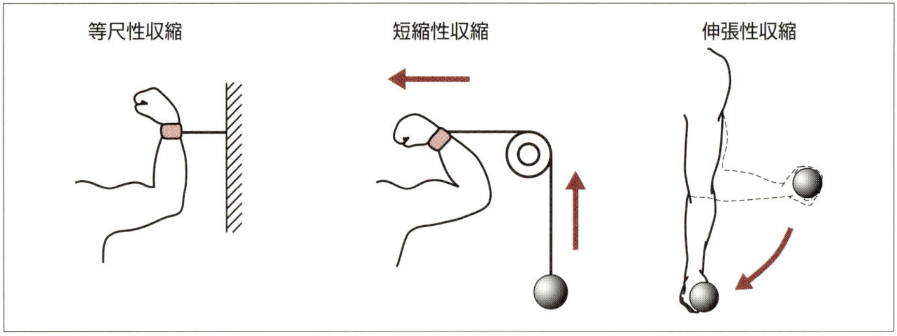

図2.9 筋収縮の様式の例

等尺性収縮　短縮性収縮　伸張性収縮

作用させたときに見られる硬直はタンパク質変性の結果である．また死後硬直はATPの枯渇による．

B. 静的収縮と動的収縮

筋収縮の様式には静的収縮と動的収縮の2つがある．静的収縮は等尺性(アイソメトリック)収縮とも呼ばれ，筋肉が収縮しても筋の長さは変化しない．これに対して，動的収縮では筋肉の長さが変わる．動的収縮は等張性(アイソトニック)収縮と等速性(アイソキネティック)収縮に分けられ，等張性収縮はさらに短縮性(求心性，コンセントリック)収縮と伸張性(遠心性，エキセントリック)収縮に区別される(図2.9)．

a. 静的収縮

等尺性収縮では，関節の角度が変化せず筋収縮が起こる．たとえば，動かない壁を押し続けたり，物をもち上げたままの状態でいるときの筋収縮が等尺性収縮である．等尺性収縮では外に対して物理的な仕事は行われず，すべて熱エネルギーとして失われる．

b. 動的収縮

筋肉の長さを変えながら，一定の張力で収縮することを等張性収縮と呼ぶ．等張性収縮では機械的な仕事がなされ，その仕事量は，(重さ×距離)として計算できる．

筋肉が短くなりながら張力が発揮される場合を短縮性筋収縮といい，最もありふれた筋収縮の形態である．これに対して，筋肉が伸びながら力が発揮される場合を伸張性筋収縮と呼ぶ．前者は，筋の収縮力が対抗する外力より大きく，筋が短縮する収縮であり，後者では筋の収縮力が対抗する外力より小さく，筋が強制的に伸長されながら収縮する．

具体的な例をあげると，ダンベルを挙上する動きが短縮性収縮であり，下ろす動きが伸張性収縮である．伸張性収縮により，動きに対してブレーキをかけ，重力に抵抗しながらゆっくりと下ろすことができる．他の例として，坂を駆け下りたり，階段を下る動作があり，これらの動きはネガティブ・ワークといわれる．

これらの動作時に発揮される最大筋力は，短縮性収縮＜等尺性収縮＜伸張性収縮の順に大となる．なお，最大限の張力を発揮しながら外力により筋が伸展される伸張性収縮において，筋線維の破壊が起こりやすい．

等速性収縮とは，運動の速度が一定となるような収縮のことである．水泳競技のクロールにおけるストロークは等速性収縮に近い．しかし，正確な等速性筋力トレーニングは，サイベックスマシンなどの特殊な装置を用いないと実施できない（12章 p. 123 参照）．

C. 張力と筋長の関係

a. 静止張力

静止状態にある筋肉を引き伸ばすと，伸ばされた長さに応じて張力は増す．これを静止張力という．最初は伸びやすく静止張力の発生は少ないが，筋線維が長く伸ばされるにつれて，静止張力は指数関数的に増す．この筋長と発生張力の関係を表したのが図2.10Bで，「長さ－静止張力曲線」という．

b. 収縮張力

筋肉をある長さに伸ばし，その長さで固定して収縮（等尺性収縮）させたときの全張力（活動張力）は，その長さにおける静止張力と収縮張力の和である（図2.10C）．これを「長さ－活動張力曲線」という．筋肉の能動的な収縮によってもたらされる張力は，「長さ－活動張力曲線」から「長さ－静止張力曲線」を差し引いた値として求められ，そのようにして求められた張力を収縮張力という．収縮張力の大きさは筋肉の長さによって異なる．収縮単位の筋節の張力と長さの関係で見るとよくわかる．筋節が静止長のときに最大で，それより長くても短くても発生張力は小さくなる（図2.10A）．筋節が伸びたときに張力が小となるのは，ミオシンとアクチンの重なりが少なくなるためである．逆に，筋節が短くなったときには，ミオシンとアクチンの重なりが過剰となり，両フィラメントの相互作用が弱くなるためと考えられる（図2.6 参照）．

図2.10 張力−長さ曲線
（A）長さ−収縮張力曲線，（B）長さ−静止張力曲線，（C）長さ−活動張力曲線

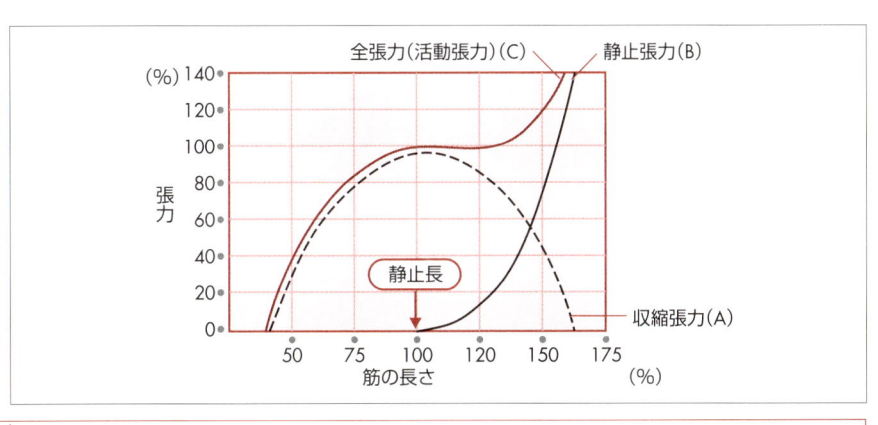

2.4 運動は神経により調節されている

運動は，神経の興奮が運動終板を介して筋肉に伝えられ，筋肉が収縮して関節が屈伸することで行われる．筋肉を支配している神経を運動ニューロンという．

A. 筋肉の神経支配

a. 運動単位

運動ニューロンの細胞体は脊髄の前角にあり，そこから出た神経線維が末端で枝分かれして筋線維に分布する．運動ニューロンとそれにより支配される筋線維は1つの単位として機能するので，両者をあわせて運動単位と呼ぶ．1個の運動ニューロンが支配する筋線維の数を神経支配比というが，眼筋の約5個から体肢筋の100から数千に至るまでの大きな幅がある．一般に，微細な運動をする指の筋肉などでは神経支配比は小さく，体幹筋のように粗大な運動を行う筋肉では大きい．そして，それぞれの単一筋線維が発生する力が大きいほど，また運動単位に含まれる筋線維の数（神経支配比）が増すほど筋肉の張力は大となる．

運動ニューロンの興奮の伝導速度は，多くの神経線維のなかで最も速いAαに分類されるので，運動ニューロンのことをα運動ニューロンと呼ぶ．

b. 運動単位の機能特性

運動単位は，疲労のしやすさ，収縮速度，張力，含まれる筋線維の型により，次の3つに分類される．①ほとんど疲労せず収縮の遅いS(slow-twitch)型，②疲労しにくく収縮が速いFR(fast-twitch fatigue resistant)型および，③すぐに疲労する収縮の速いFF(fast-twitch fatigable)型である．1つの運動単位を構成する筋線維の型はすべて同一で，S型運動単位はⅠ型，FR型はⅡA型，FF型はⅡB型の筋線維をそれぞれ含む(p.12 表2.1参照)．

神経線維の伝導速度はFF型とFR型がS型よりも速い．1つの運動単位に含まれる筋線維の数は，S型では10〜180本であるのに対して，FR型とFF型では300〜800本と多い．その結果，発生する張力もS型が最も小さく，次いでFR型で，FF型が最も大きい．

一般の筋肉には，このような3つの運動単位がさまざまな割合で含まれているが，刺激が弱く筋肉が弱い力で収縮しているときにはおもにS型運動単位のみが働き，強い力を発揮するときにはそのうえにFR型とFF型の運動単位も加わる．すなわち，骨格筋の筋力の増強は，反応する運動単位の数が増すことによって起こる．このように，弱い作業では興奮閾値の低い小さな運動単位がまず働き，しだいに，細胞体がより大きく，軸索の太さがより太い運動単位が収縮に加わって

図 2.11 筋紡錘とその神経支配

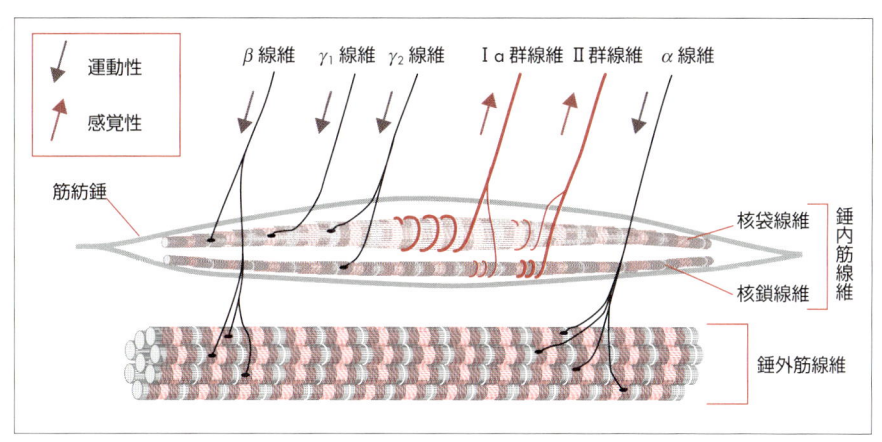

いく．逆に，刺激が弱くなると，大型の運動単位から興奮がおさまっていく．このように，運動単位の反応の順序がサイズにより決まっているので，これをサイズの原理という(p. 44 図 5.1 参照)．

c. 固有感覚受容器

運動の状態を知覚する運動受容器として，視覚，前庭器(平衡感覚)などの感覚器のほか，筋肉と腱にそれぞれ自分自身の長さと張力を感知する固有の受容器が存在している．それらが筋紡錘と腱器官である．

(1)筋紡錘 筋紡錘は，筋肉内に通常の筋線維(錘外筋線維)と並列に存在する長さ約 10 mm の紡錘状の伸張受容器である．筋紡錘は，やや太い核袋線維と細い核鎖線維の 2 種の錘内筋線維からなっている(図 2.11)．運動性神経線維(遠心性線維)と 2 種の感覚性神経線維(求心性線維)が筋紡錘に分布している．錘内筋に分布する遠心性線維は，神経線維の分類では Aγ 線維に属する細い線維であるので g 線維と呼ばれ，錘外筋線維に分布する α 線維と区別される．これらとは別に，錘内筋と錘外筋の両方を支配している β 線維がある．求心性線維としては，Ⅰa 群線維とⅡ群線維があり，前者は核袋線維と核鎖線維の両方にらせん状にからみついており，後者はおもに核鎖線維に分布し，一部は核袋線維にも終末をつくっている．

錘外筋が伸びると，それにつれて筋紡錘も伸ばされ，Ⅰa 群線維とⅡ群線維はともに，伸びた筋肉の長さに比例した興奮を示す．このとき，筋肉の長さの情報を中枢に伝える求心性の反応を静的反応という．Ⅰa 群線維は，筋肉の長さのほか，筋肉が伸びつつあるときの筋長の変化速度にも反応して，活動が高まる．これを動的反応と呼ぶ．Ⅰa 群線維はまた，伸ばされた筋肉が短縮するときにも反応するが，そのときは筋肉が伸長するときとは逆にⅠa 群線維の求心性インパルスは消失ないし減弱する．このように，Ⅰa 群線維は筋肉の長さと筋長変化の速度の両方を感知しているのである．これらのことから，動的反応は核袋線維の感覚終末から，また静的反応はおもに核鎖線維の終末から，それぞれ発生している

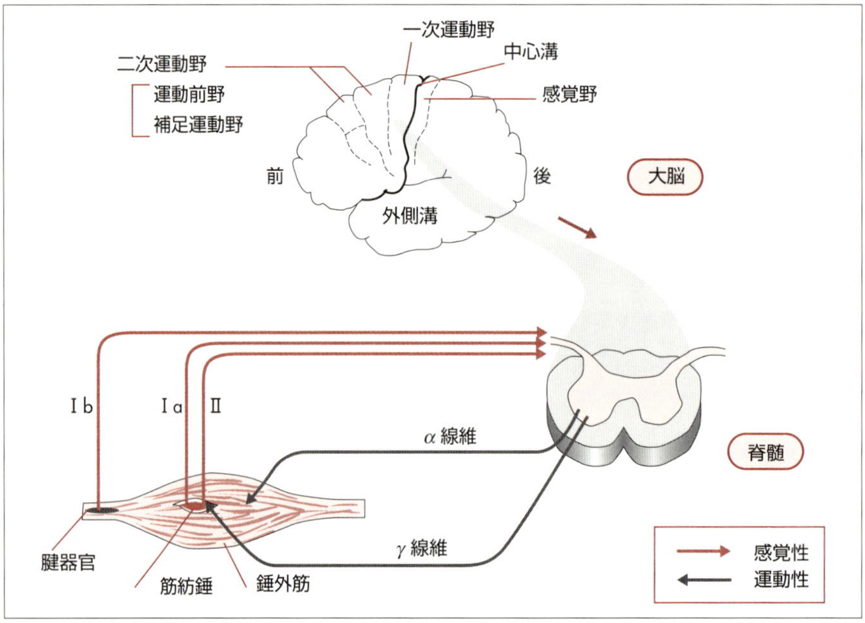

図 2.12 神経による筋収縮の調節

と考えられる.

γ線維には動的γ線維(γ_1)と静的γ線維(γ_2)との2つがあり，前者は動的反応を強め，後者は静的反応を強める．筋肉が短縮すると筋紡錘もゆるみ，Ia群線維の活動は低下するが，γ線維が働いて錘内筋の両端を収縮させることによりゆるみを除き，筋肉短縮時にも筋紡錘が作用できるように維持している．すなわちγ線維は筋紡錘の感度を高める作用をしている．

(2) 腱器官　ゴルジの腱受容器ともいう．筋線維が腱に移行するところに存在し，筋線維と直列につながっている（図2.12）．これは，筋紡錘が錘外筋と並列に位置しているのと対照的である．腱器官の一端は腱に付着し，他端は筋線維の束に結合している．腱器官は感覚神経のIb群線維が分布している．腱器官は筋肉と直列につながっているため，筋肉が収縮すると腱器官は容易に引き伸ばされて反応するが，逆に筋肉が伸びるときは，筋線維の伸びにより張力が吸収されてしまい，腱器官は反応しなくなる．したがって，腱器官は筋収縮時の張力受容器として働くといえる．

d. α-γ連関

脊髄前角には，錘外筋を支配しているα運動ニューロンと，それにまじって錘内筋を支配しているγ運動ニューロンが存在している．運動発現の経路として，指令を直接α運動ニューロンに伝えるα経路と，γ運動ニューロンに働いてγ線維→筋紡錘→Ia群線維→α運動ニューロンというループ（γループ）を介するγ経路の2つがある．筋肉の短縮により筋紡錘が弛緩すると，筋紡錘からの信号が来なくなり，筋収縮は止まってしまうことになる．ところが実際は，上位中枢か

らの運動指令がα運動ニューロンとγ運動ニューロンの両方に同時に入力され，γ運動ニューロンがγループを介して筋線維の活動を高めるので，筋収縮は保たれることになる．このようにα運動ニューロンとγ運動ニューロンが並行して活動することをα-γ連関という．

B. 中枢による運動の調節

運動機能には，重力に対する姿勢の保持という静的な機能と，体を動かす動的な機能の2つの側面がある．運動には多くの筋肉が関与するが，運動を滑らかに行うにはそれらの筋肉が協調して活動する必要がある．それを調節しているのが運動中枢である．運動中枢は大脳皮質から脊髄に至る種々のレベルに存在している．

a. 大脳皮質

随意運動の命令は大脳から出される．運動を指令する大脳皮質領野は運動関連領野と呼ばれ，一次運動野と二次運動野に分かれる．また，二次運動野には運動前野と補足運動野の2つがある（図2.12）．感覚器から入力された外界情報を頭頂連合野（前頭前野）で統合し，運動の指令を出す．それが運動前野に伝えられ，そこで運動の計画が立てられる．次いで，それが一次運動野に伝えられ，そこから運動指令が出されて運動が開始される．

運動性皮質から脊髄（皮質脊髄路）などの下位の運動中枢に直接神経線維を送っている経路を錐体路という．それは，皮質・脊髄線維が延髄腹側の錐体を経由するからである．錐体路以外の運動性下行路を錐体外路と呼んでいる．錐体外路には，大脳基底核や小脳を経由して視床から大脳皮質に再び戻るものと，脳幹の諸核を経て脊髄に下行するものとがある．臨床的に，運動麻痺を生じるのが錐体路障害であり，不随意運動と筋緊張の異常を起こすものを錐体外路障害と区別してきた．また，錐体路は随意運動を起こし，錐体外路は不随意運動に関与していると考えられてきた．しかし，そのように単純に区別することは難しく，現在では両者が協調して種々の運動を制御していると考えられるようになった．

b. 大脳基底核

大脳基底核は終脳の基底部にあり，錐体外路に属する．大脳皮質と視床の間に介在しており，末梢受容器から直接情報を得ることはなく，また末梢の効果器の支配ニューロンに対しても直接出力していない．大脳基底核の働きは，小脳と協調して運動の計画を立て，運動を遂行し，目的どおり運動が行われているかどうかを監視することである．

基底核の病変による運動障害には，運動が減少し筋緊張が亢進する場合と，運動が亢進し筋緊張が低下する場合の2つに分けることができる．前者の例として，黒質のドーパミンニューロンの脱落によるパーキンソン病がある．筋肉が固縮し，

仮面様顔貌を呈し，休んでいるときに指先や頭部が小刻みにふるえる(振戦)のが特徴である(p. 141参照)．後者の例として，尾状核と被殻の病変により起こる舞踏病があり，不随意的に手足をくねらせるような運動を示す．

c. 脳幹

脳幹は中脳，橋，延髄からなっている．脳幹の働きは，咀嚼や嚥下などの顔面の運動パターンをつくりだすこと，姿勢の反射性調節を行うこと，また睡眠や覚醒といった大脳の全体的な神経活動レベルを制御すること，などである．歩行運動の基本的なパターンは脊髄でつくられるが，歩行運動を開始させる部位(歩行誘発野)は脳幹に存在する．脳幹は，脊髄と協調して歩行運動を制御している．

d. 小脳

小脳は，解剖学的に後部の片葉小節葉，正中線両側に位置する虫部，左右に広がる半球部の3つに大きく分けることができる．片葉小節葉は，頭位の変化の情報をもとに体の平衡を保ち，姿勢を制御している．虫部は，皮膚感覚や筋肉からの入力を得て，歩行運動を調節している．半球部は大脳皮質や感覚器からの入力を受けて，随意運動を起こし，運動の調節を行う．このように，小脳は全体として，筋肉の協調を図り，運動が円滑に行われるように調節し，さらに運動の学習をも行っている．

e. 脊髄

脊髄は下位の運動中枢(脊髄運動中枢)となっており，四肢の運動を命令するα運動ニューロンが存在している．脊髄を脳から切り離しても，脊髄固有の神経機構により反射運動(脊髄反射)を起こすことができるが，通常は脳の支配下におかれて，その調節のもとに働いている．

脊髄反射には，手の皮膚に熱刺激を加えたときに無意識に手を引っ込めたり，誤って釘などを踏んだときにその脚を曲げる屈曲反射，倒れないように他方の脚を伸展させる交叉伸展反射，膝関節下部の腱をたたいたときに見られる膝蓋腱反射などがある．

---

1) 骨格筋は筋線維の束でできている．
2) 筋線維は筋原線維(筋細線維)の束であり，筋原線維は筋フィラメントの束である．
3) 筋収縮はミオシンフィラメントがアクチンフィラメントを引き込むことにより起こる(滑走説)．
4) 筋線維には遅筋線維と速筋線維がある．
5) 筋肉内には筋紡錘，筋肉と腱の境には腱器官という自己受容器がある．
6) 運動は，神経(大脳皮質，大脳基底核，脳幹，小脳，脊髄)により支配されている．

3. からだのしくみと運動：運動時の生理機能

3.1 運動すると脈拍が増える

A. 循環器とは

　循環器系は心臓，血管，血液，リンパ管，リンパ節，リンパ液から構成される．静脈血が心臓に戻るのは心臓の弛緩による血液の吸引と骨格筋のポンプ作用による．静脈に接する筋肉が収縮すると図3.1のように静脈内の血液が押し出される．静脈には逆流防止のための弁がついており，血液は心臓方向に流れる．すなわち筋肉が血液還流に対して補助的に働いており，このような働きを筋ポンプあるいはミルキングアクション（乳しぼりに似ているため）と呼ぶ．

　運動中には心拍数が増加する．これは運動時に必要な酸素を骨格筋に供給するためである．このような循環器系の反応はおもに自律神経系を介して行われる．

図3.1 筋ポンプ
筋肉が収縮することにより，静脈血がよりスムースに心臓へ戻る．

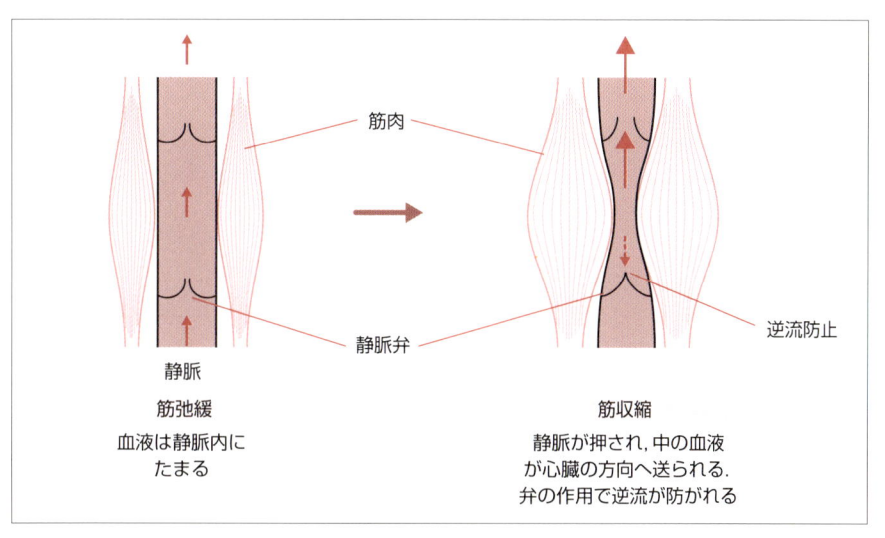

筋弛緩：血液は静脈内にたまる
筋収縮：静脈が押され，中の血液が心臓の方向へ送られる．弁の作用で逆流が防がれる

B. 心拍数の調節

心筋の収縮は，上大静脈との境界部の右心房後壁にある洞房結節(ペースメーカー)で発生した電気的インパルスが心房，房室結節，ヒス束，プルキンエ線維，心室と伝わることにより起こる．

洞房結節からの電気的インパルスの発生は自律神経系(交感神経，副交感神経)の支配を受けてその頻度を変化させる．運動強度が低いときには副交感神経の活動が抑えられることにより心拍数は増加する．運動強度が高くなると交感神経がより活発となり，心拍数はさらに増加する．

C. 心拍出量の調節

分時心拍出量は心臓が1回に体循環系に送り出す血液量(1回心拍出量)と，1分間あたりの心拍数によって決まる．一般的な成人男子の安静時には1回心拍出量は約80 mL，心拍数は約70拍/分であり，心拍出量は5,600 mL/分となる．一方，運動時には最大で1回心拍出量は120 mL，心拍数200拍/分まで増加し，その結果，心拍出量は24,000 mL/分と安静時の約4倍まで増加する．

図3.2に運動強度と分時心拍出量，1回心拍出量，心拍数の関係を示した．分時心拍出量，心拍数は運動強度が増すにしたがいほぼ直線的に増加する．一方，1回心拍出量は最大酸素摂取量($\dot{V}O_2max$)の約40%付近までは増加するが，その後は一定になる．すなわち運動強度が低いときには心拍出量の増加は1回心拍出量と心拍数の両方が増加することによって起こるが，運動強度が中等度以上になると，心拍数の増加により分時心拍出量が決まる．しかしながら，心拍数も上限なく上昇するのではなく，あるレベルで上昇は止まる．このときの心拍数を最高心拍数といい，ほぼ[220 − 年齢]といわれている．

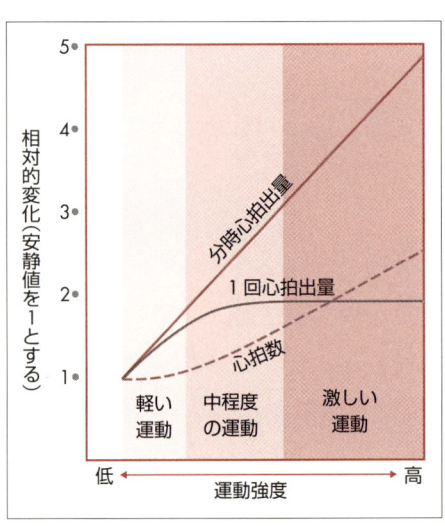

図3.2 運動強度と分時心拍出量，1回心拍出量および心拍数

表 3.1 安静時と運動時の血液配分（単位：mL/分）

	安静時	軽い運動	激しい運動	最大運動
全血液量	5,600	11,000	17,000	24,000
脳	750	750	750	750
心臓	250	500	750	1,000
消化器系	1,400	1,300	600	300
腎臓	1,000	1,050	600	250
筋肉	1,200	5,300	12,000	21,000
皮膚	500	1,700	1,900	600
その他	500	400	400	100

D. 安静時と運動時の各組織への血流量

表 3.1 に安静時と運動時の各組織への血流量を示した．安静時には筋肉への血流量は全血流量の約 20％（1,200 mL／5,600 mL）であるが，運動強度が増すにしたがい筋肉への血流量は増加し，最大運動時には約 90％（21,000 mL／24,000 mL）となる．また心臓の活動が亢進することから，心臓自身への血流量も運動強度が増すにしたがい増加する．しかし運動強度が増しても脳への血流量は一定である．一方，消化器系，腎臓への血流量は逆に減少する．

このように運動時に各組織への血液配分が変化するのは末梢（まっしょう）血管の抵抗性が変化するためで，おもに交感神経系の働きによる．また運動時に生成される乳酸や二酸化炭素などが血管を拡張するため，これら代謝産物の生成しやすい筋肉への血流量が増加する．

E. 運動と血圧

血圧とは血管に対する血液の圧力のことであり，一般的には左上腕部で測定される．心室が収縮したときの血圧を収縮期血圧または最大血圧，心室が拡張（弛緩）したときの血圧を拡張期血圧または最小血圧という．収縮期血圧と拡張期血圧の差を脈圧といい，［拡張期血圧＋1／3 脈圧］を平均血圧という．

血圧はおもに心拍出量と血管の抵抗によって決まる．運動時には心拍出量が増加するので，収縮期血圧は上昇するが，末梢血管の抵抗が低くなることもあり，拡張期血圧は収縮期血圧ほど上昇しない．また運動の種類や強度によっては，ほとんど変化しない場合や逆に減少する場合もある．

3.2 運動すると呼吸数が増える

A. 呼吸器とは

　肺はそれ自体が能動的に拡張・収縮することはできず，呼吸筋の働きにより受動的に拡張・収縮する．吸気時に働く筋肉としては外肋間筋と横隔膜が代表的なもので，これらの筋肉が収縮すると胸郭が広がり，胸腔内が陰圧となって肺に空気が入る．おもに外肋間筋が働く場合を胸式呼吸，横隔膜が働く場合を腹式呼吸という．安静時の呼気は，広がった胸郭が受動的にもとに戻ることにより行われる．運動時，とくに激しい運動時には受動的な呼気のほかに内肋間筋や上半身の筋肉（補助呼吸筋）が呼気に関与する．

B. 運動と呼吸

　運動を行うと身体組織（おもに骨格筋，心筋）での酸素の需要が高まる．そのために必要な酸素を供給するため呼吸数が増加し，呼吸の深さも深くなり，多くの酸素を肺から血液に取り込むようになる．あわせて心拍出量が増加し，各組織への酸素の供給が増す．

C. 肺換気量

　肺換気量（肺気量分画）を調べるためにスパイロメータが用いられる．これは呼吸のようすをグラフ上に描かせるもので，図3.3のような曲線を得ることができる．肺活量は1回換気量に予備吸気量と予備呼気量を加えたものである．肺

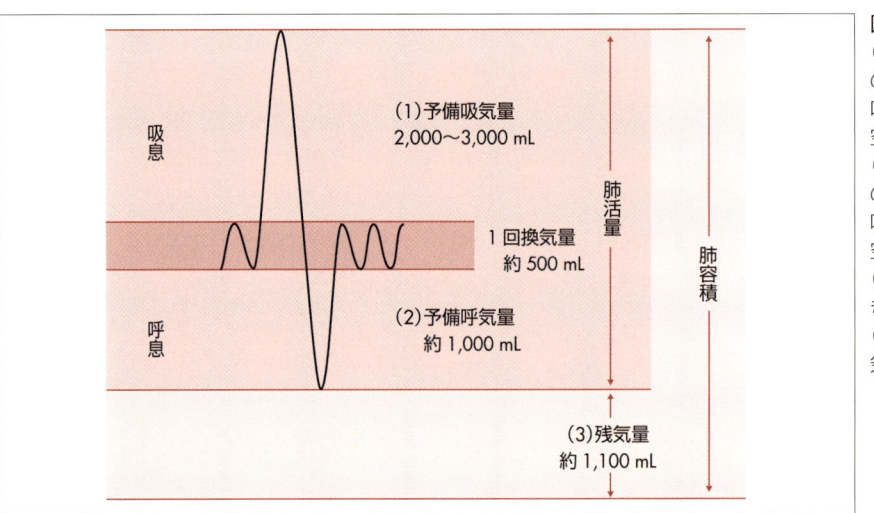

図3.3　肺気量分画
(1) 予備吸気量：通常の吸気ののち，さらに吸い込むことができる空気量
(2) 予備呼気量：通常の呼気ののち，さらに吐き出すことができる空気の量
(3) 残気量：最大に吐き出したのち，まだ肺（気道）に残っている空気の量

活量はおもに胸郭の大きさによって決まり，一般に身長の高い人のほうが肺活量は多い．

安静時の1回換気量は約500 mL，1分間の呼吸数は約12回であり，このときの肺換気量は約6 L/分となる．運動時には1回換気量が増加するとともに呼吸数も増加する．運動強度が高い場合には1回換気量は約2,000 mL，1分間の呼吸数は25回くらいまで増加し，その結果，肺換気量は約50 L/分となる．また最大運動強度では呼吸数は60～70回/分，肺換気量は100 L/分を超す場合もある．

トレーニングを積んだ人は肺換気量が多くなるが，これは呼吸に関与する筋肉の発達が原因の一つである．とくに安静時の呼吸にはほとんど関与しない腹筋や胸の筋肉などの発達による部分が大きい．

D. 酸素負債

運動に伴って酸素摂取量は増加するが，運動開始直後は酸素摂取が需要に追いつかず，無酸素系エネルギーがおもに利用される．運動を継続しているとしだいに酸素摂取量と実際の需要量が一致してくる．この状態を定常状態という．そして運動が終了した場合，すぐに安静時の摂取量（心拍数）には戻らず，しばらくの間は多くの酸素を摂取する．このとき摂取する酸素量（C）は，運動開始時に不足した酸素量（A）と等しく，酸素負債と呼ばれる（図3.4）．

図3.4　酸素摂取量と運動の定常状態

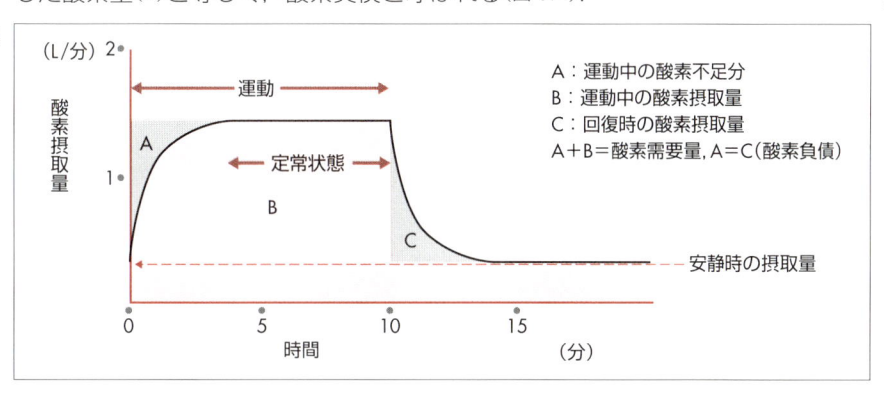

E. 運動時に換気量が増加するメカニズム

延髄の呼吸中枢が動脈血中の二酸化炭素濃度を感知しており，運動によって二酸化炭素濃度（分圧）が高くなると呼吸を促進し，逆に低くなると呼吸を抑制する．また頸動脈小体や大動脈小体と呼ばれる末梢化学受容器があり，主として動脈血中の酸素濃度（分圧）を感知している．運動により動脈血中の酸素濃度が低下すると，これらの末梢化学受容器が反応し，呼吸中枢を刺激し，呼吸が促進される．また末梢化学受容器は動脈血中のpHも感知している．動脈血中のpHは通

常は 7.35 〜 7.45 の間に保たれているが，運動により血中の二酸化炭素が増加するとpHが7.35以下に低下する(呼吸性アシドーシス)．末梢化学受容器はこのpHの低下を感知し，呼吸中枢を刺激することによって呼吸が促進される．

　運動時はもちろん，運動終了後もしばらくの間は呼吸数が増加しているのは，動脈血中の二酸化炭素濃度，酸素濃度，pHなどが安静状態と異なっているためである．

　動脈血中の二酸化炭素濃度，酸素濃度，pHのうち呼吸中枢に最も強い刺激となるのは二酸化炭素濃度である．呼吸中枢が過度に刺激されると過呼吸が起こり，二酸化炭素の排出が通常より多くなるために，血液がアルカリ性に傾く(呼吸性アルカローシス)．過呼吸は運動や精神的ストレスが原因で起こる場合があるが，紙袋などで口をおおい，自分の呼気(二酸化炭素の多い空気)を吸わせると回復する(ペーパーバッグ対処)．

3.3 運動とホルモンの関係

A. 内分泌とは

　内分泌とは，ある組織，器官(内分泌腺)から血液中に化学伝達物質(ホルモン)が分泌されることであり，ホルモンは，血液を介して標的器官に作用をおよぼす．内分泌系は体の成長発育に関係する一方，神経系とともに身体機能の調節，内部環境の恒常性(ホメオスタシス)の維持，生殖行動などに関与している．

　運動は，強度，時間，種目によって異なるが，それ自体が内部環境の恒常性(ホメオスタシス)を乱し，またストレス因子(ストレッサー)となる可能性があり，内分泌系にも大きな影響を与える．また運動に必要なエネルギーの供給，心拍出量の増加，体水分量や体温の調節などのためにも種々のホルモンが分泌される．おも

表3.2 運動によって増減するホルモン

内分泌腺	ホルモン	運動時の変化
下垂体前葉	成長ホルモン 甲状腺刺激ホルモン 副腎皮質刺激ホルモン プロラクチン	中等度の運動で分泌増加
下垂体後葉	バソプレッシン(ADH，抗利尿ホルモン)	中等度の運動で分泌増加
甲状腺	甲状腺ホルモン(T_3, T_4)	中等度，長時間の運動で分泌増加
副腎髄質	アドレナリン	中等度の運動で分泌増加
副腎皮質	コルチゾール アルドステロン	中等度の運動で分泌増加
膵島A細胞 膵島B細胞	グルカゴン インスリン	血糖値が下がる場合には分泌増加 運動強度，時間により分泌減少

な内分泌腺とホルモンおよび運動時の変化について表 3.2 に示した.

B. 運動時の内分泌

表 3.2 に示したように,いくつかのホルモンの分泌は運動時に変化する.これらのホルモン分泌はストレス負荷時の反応と共通するものが多く,交感神経系の活動とも協調している.その結果,血糖値上昇,心拍数上昇などの反応が見られる.

運動時には交感神経系が働き,その作用を受けて,副腎髄質からアドレナリン,ノルアドレナリンが分泌される.これらのホルモンは肝臓のグリコーゲン分解と糖新生を促進し,血糖値を上昇させるなど,運動時に必要なエネルギーを供給する働きがある.アドレナリン分泌は運動強度の増加とともに増加するが,75% $\dot{V}O_2max$ 以上になるとその分泌はとくに急増する.

運動時には糖質がエネルギー源として使われ,血糖値は下がり始める.そこで膵島 A 細胞からグルカゴンが分泌され,肝臓でのグリコーゲン分解や糖新生を亢進させ,血糖値を上昇させる.また運動時には,グルカゴン分泌とは逆に,膵島 B 細胞からのインスリン分泌は低下する.

運動はストレス因子となり,寒冷刺激,疲労,精神的負担などと同様,視床下部・下垂体・副腎皮質系を介して,副腎皮質からグルココルチコイドが分泌される.グルココルチコイドもアドレナリン,ノルアドレナリンやグルカゴンと同様に血糖値上昇作用をもつ.

運動時には体温上昇を抑えるために発汗が亢進する.発汗は水と電解質の喪失を伴うが,それに対して腎臓による水,電解質の再吸収が促進する.この腎臓における水分の再吸収をバソプレッシン(ADH:抗利尿ホルモン)が促進する.

C. 運動トレーニングと内分泌

継続的な運動は身体に対して鍛錬効果をもたらす(トレーニング効果).内分泌系についてみると,同じ強度の運動を続けるとアドレナリン,ノルアドレナリン,グルココルチコイドなどの分泌量が減少していくことが知られている.一方,成長ホルモンやタンパク質同化(アナボリック)作用をもつテストステロンの分泌が促進される.運動によって体脂肪が減少し,筋肉量が増加するのはこれらのホルモンの働きも関与している.

3.4 運動時には尿量が減る

体液の量および浸透圧はおもに腎臓の尿細管における水とナトリウムイオン

図 3.5 運動時の尿量減少のメカニズム

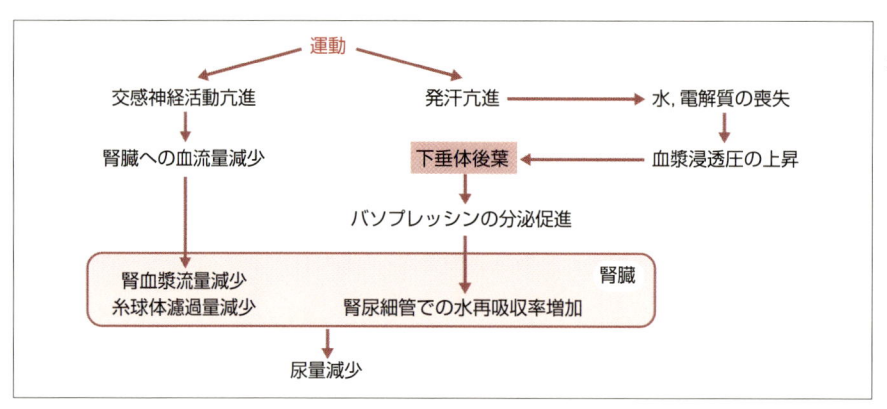

（Na^+）の再吸収によって調節されている．そして，この再吸収の働きは交感神経系と内分泌系によって調節されている．一方，尿には老廃物の排泄という重要な働きがあり，適量の排尿が必要である．したがって，排尿，発汗，不感蒸泄などによる水分損失をおぎなう水分摂取が必要である．

体液の恒常性を維持するのに重要な働きをしているホルモンは下垂体後葉から分泌されるバソプレッシンである．バソプレッシンは抗利尿ホルモン（ADH）とも呼ばれ，腎臓の遠位尿細管および集合管での水の再吸収を促進させ，その結果として尿量は減少する．運動時にはバソプレッシン分泌が増加することが知られているが，これは発汗による体水分の損失による血漿浸透圧の上昇によるものと考えられている．

また運動時には交感神経系が副交感神経系よりも優位に働く．この結果，血圧上昇，心拍数増加，筋血流量増加，発汗などが起こる．腎血漿流量や糸球体濾過量は，一般に軽い運動では影響を受けないが，運動強度が高まると両者は減少する．これは交感神経の働きによって，副腎髄質からアドレナリンが分泌され，腎臓への血流量が減少するためと考えられている．また糸球体濾過量が減少すれば，尿量も減少する．図 3.5 に運動時の尿量減少のメカニズムを示す．発汗時に失われた水分や電解質を補給する場合，水のみを摂取すると体液の浸透圧が低下するため利尿作用が働き，水分補給の効果が少ない．そこで電解質を加えることにより，より効率的に水分補給を行わせる研究が行われ，各種スポーツ飲料が市販されている．また，エネルギー源（糖質など）を加え，運動時のエネルギー補給をも考慮したものも開発されている（p. 70 表 6.4 参照）．

3.5 食事直後に激しい運動はしない

A. 運動時の消化管機能

　消化吸収には自律神経系が大きな影響を与えており，副交感神経の働きにより消化吸収は増し，逆に交感神経緊張状態では低下する．運動時には交感神経緊張状態にあるため，消化吸収能は低下すると考えられる．しかし，軽度の運動の場合には胃排出時間（胃の内容物が十二指腸へ送られる時間）や小腸通過時間は短縮するという報告がある．消化吸収が低下する運動強度の境界は $\dot{V}O_2max$ の 70〜80％といわれている．すなわち「ややきつい」から「きつい」と感じる強度以上の運動は食事直後には行わないほうが望ましい．

　運動時に消化吸収能が低下する理由の一つとして，消化管への血流量の減少があげられる（表 3.1 参照）．安静時には消化管への血流量は，全血流量の 25％に相当し，1 分間あたり 1,400 mL であるが，激しい運動の場合には全血流量のわずか 3.5％の 600 mL に減少する．

B. 運動時の消化器症状

　運動時には，消化器症状として胸やけ，げっぷ，側腹部痛，腹部痙れん，吐き気，嘔吐，食欲消失，便意，下痢，血便などがある．

3.6 運動と免疫について

　免疫とは細菌やウイルス，化学物質などの異物に対して，それを認識，排除してみずからを防衛することをいう．免疫系は生体の中では独立した単独のシステムではなく，神経系，内分泌系とともに内部環境の恒常性を維持するために互いに協力し，影響をおよぼしあっている．

　運動時にも神経系および内分泌系が複雑に作用しあっている．トレーニングによるマクロファージ（大食細胞）の抗腫瘍活性の増強，食作用の亢進による感染防御の増強などが報告されている．

| 運動と感染症

「スポーツ選手は風邪をひきにくいか？」という問いに対して，上気道感染症の危険率と運動の量・強度との関係をみた興味ある報告がある．中強度，中頻度の運動を行っている者は，運動を行わない者に比べて感染症のリスクは低い．しかし高強度・高頻度に運動を行っている高い競技レベルの者では逆にリスクが高くなるという報告である．このことはオーバートレーニング症候群と呼ばれており，勝負に勝たなければいけない，いい記録を出さなければいけないといった心理的，社会的なストレスが関与しているのではないかと考えられている．また，チームスポーツや集団トレーニングの場合にはウイルスの伝播が起こりやすく，感染症が広がる場合もある．

---

1) 運動すると，心拍数や心拍出量が増し，血圧は上昇する．
2) 運動すると，呼吸数と換気量は増す．
3) 運動中には，ストレス時と共通の内分泌機能の変化が見られる．
4) 運動中は尿量が減少する．
5) 運動中は消化器系の働きが低下する．
6) 適度な運動は免疫能を高める．

4. 運動に必要なエネルギー：運動時のエネルギー代謝

4.1 エネルギー消費量の測定

　生体は，摂取した化学的エネルギーを，筋収縮のような物理的・機械的仕事エネルギーや熱エネルギー，電気エネルギーなどに転換する．この際，呼吸により摂取した酸素(O_2)を用いてエネルギー基質(糖質，脂質，タンパク質)を酸化してATPを産生し，その結果二酸化炭素(CO_2)を生じる．そこで酸素消費量(O_2消費量)や二酸化炭素産生量(CO_2産生量)を測定することにより，運動時のエネルギーの種類と消費量が算定できる．

A. エネルギー消費量の測定法

a. 直接エネルギー測定法

　最終的に熱となって放散されるエネルギー量を，水などに吸収させて熱量として測定する方法で，被検者を収容するための特殊チャンバー(図4.1)が開発されている．また，近年では精度の高い数十個の温度計を内蔵した同条件のチャンバーを二室用意し，一室には被検者，もう一方は空室とし，その両室間の温度差(温度勾配)を測定する方法も用いられている．いずれにせよ直接エネルギー測定法は大きな装置を必要とし，安静状態のエネルギー代謝しか測定できない欠点がある．

b. 間接エネルギー測定法

　生体のO_2消費量を測定することにより間接的にエネルギー消費量を推定する方法である．まず，呼気を分析し，O_2消費量とCO_2産生量を測定する．別に尿中窒素(N)排泄量を定量し，糖質，脂質，タンパク質の代謝割合を求め，エネルギー消費量を決定するものである．この方法は現在でも広く用いられている．間接エネルギー測定法には以下の3つの方法がある．

(1)チャンバーを用いる間接エネルギー測定法　　直接エネルギー測定法と同じような代謝室(メタボリック・チャンバー)を用いて，O_2消費量とCO_2産生量を測

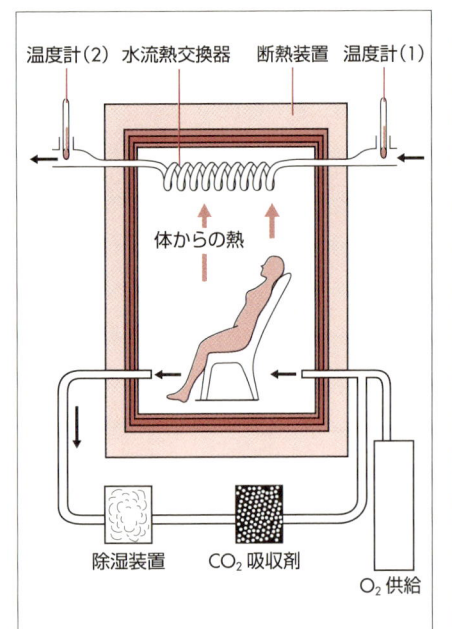

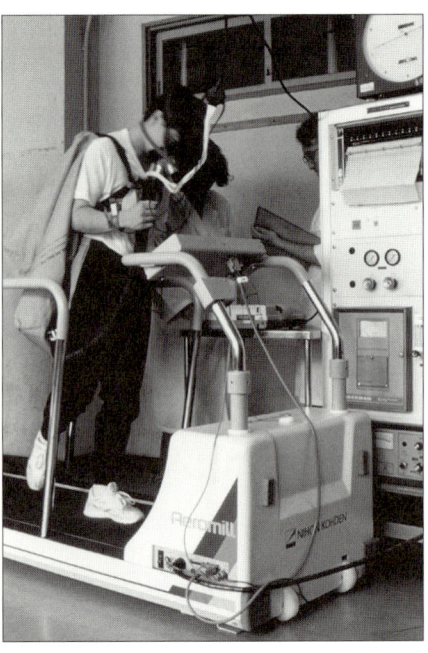

図4.1（左） 直接エネルギー測定装置

図4.2（右） ダグラスバッグ法によるエネルギー消費量測定
（トレッドミルを使用した例）

する方法である．チャンバーを使うので，長時間のエネルギー代謝を正確に測定することができる．しかし，狭いチャンバーなので，安静時代謝しか測定できず，一般のスポーツ時のエネルギー代謝の測定には使えない（図4.1）．

(2) 閉鎖循環式間接エネルギー測定法　呼気と吸気を同一閉鎖系内に循環させるレスピロメータ（呼吸計）を用い，器内のO_2減少量を求める方法である．おもに安静時や基礎代謝の測定に用いられ，運動時の測定は困難である．また装置内のガスの入れ替えが必要なため長時間の測定も不可能である．

(3) 開放式間接エネルギー測定法　ダグラスバッグ法（図4.2）や携帯用呼吸計法がある．この方法は身体活動時のエネルギー測定に多用されている．吸気として外気（空気）を吸入させ，呼気を採集・分析することによりO_2消費量とCO_2産生量を求めるものである．

B. 呼気ガス分析法によるエネルギー量計算例

運動時のエネルギー測定に多用される開放式間接エネルギー測定法の例を示す．

a. $\dot{V}O_2$と$\dot{V}CO_2$の算出

吸気と呼気のO_2とCO_2濃度を求め，次式により$\dot{V}O_2$（単位時間あたりのO_2消費量）と$\dot{V}CO_2$（単位時間あたりのCO_2産生量）を算出する．

$$\dot{V}O_2 = 吸気量 \times 吸気中O_2濃度 - 呼気量 \times 呼気中O_2濃度 \qquad (1)$$

$$\dot{V}CO_2 = 呼気量 \times 呼気中CO_2濃度 - 吸気量 \times 吸気中CO_2濃度 \qquad (2)$$

開放式測定法は吸気として空気が用いられるが，その組成はO_2濃度

20.93%，CO_2 濃度 0.03%，N_2 濃度 79.04% である．吸気量は測定しないが，N_2 は体内で利用されないので吸気中 N_2 量 ＝ 呼気中 N_2 量であり，吸気量は次式により計算できる．

　　　　吸気量 ＝ 呼気量 ×（呼気中 N_2 濃度／吸気中 N_2 濃度）　　　　　　　　(3)

b. 呼吸商（RQ）

$\dot{V}O_2$ と $\dot{V}CO_2$ の比（$\dot{V}CO_2/\dot{V}O_2$）を呼吸商（RQ）といい，体内で燃焼する三大熱量素の比率を推測できる．

糖質について代表的なグルコースを例に示すと

　　　　$C_6H_{12}O_6 + 6\,O_2 \rightarrow 6\,CO_2 + 6\,H_2O$

となり，6 モルの O_2 を消費し，6 モルの CO_2 を産生するので，6/6 ＝ 1.0 すなわち RQ ＝ 1.0 となる．

一方，脂質について代表的なトリパルミチンを例に示すと

　　　　$C_{51}H_{98}O_6 + 72.5\,O_2 \rightarrow 51\,CO_2 + 49\,H_2O$

となり，72.5 モルの O_2 を消費し 51 モルの CO_2 を産生するので，51/72.5 となり RQ ＝ 0.703 となる．

タンパク質代謝量は，尿中に排泄される N 量により算出される．タンパク質中には平均 16% の N が含まれるので，尿中に排泄される 1 g の N は 6.25 g（100/16 ≒ 6.25）のタンパク質代謝量に相当する．

Loewy らは 6.25 g のタンパク質代謝の際に排泄 N 1 g あたり 5.94 L の O_2 を消費し，4.75 L の CO_2 を産生すること，タンパク質代謝時の RQ は 0.801 であること，および産熱量が 26.51 kcal であることを示した．

c. 非タンパク質呼吸商（NPRQ）

測定された $\dot{V}O_2$ と $\dot{V}CO_2$ 量からタンパク質代謝由来の $\dot{V}O_2$ と $\dot{V}CO_2$ 量をそれぞれ差し引き，糖質と脂質のみによる RQ を非タンパク質呼吸商（NPRQ）という．

通常の日常生活において NPRQ は 0.707 から 1.0 の間を変動し，この値をもとに三大熱量素の燃焼割合を推定することができる．糖質と脂質の燃焼に要した酸素 1 L あたりの発生エネルギー量をまとめたものが表 4.1 である．糖質のみの利用時に 5.047 kcal，脂質のみの利用時に 4.686 kcal となることから，NPRQ とこれらの値をもとに表 4.1 を利用し，各 NPRQ に相当する糖質，脂質利用割合および酸素 1 L あたりの発生エネルギー量を計算することができる．

d. 呼気分析と尿中窒素量から発生エネルギー量を計算する

呼気分析と尿中窒素量から発生エネルギー量を求める計算例を示す．それぞれの分析値が

　　　　　　　1 時間あたりの O_2 消費量（$\dot{V}O_2$）　　　　20.0 L
　　　　　　　1 時間あたりの CO_2 産生量（$\dot{V}CO_2$）　　17.0 L
　　　　　　　1 時間あたりの尿中 N 排泄量（排泄 N）　　0.5 g

表 4.1 非タンパク質呼吸商より算出した糖質，脂質の燃焼比（Zuntz-Schumburg-Luskによる）

非タンパク質呼吸商（NPRQ）	燃焼比（%） 糖質	燃焼比（%） 脂質	酸素 1 L あたりの発生エネルギー（kcal）
0.707	0.0	100.0	4.686
0.71	1.1	98.9	4.690
0.72	4.8	95.2	4.702
0.73	8.4	91.6	4.714
0.74	12.0	88.0	4.727
0.75	15.6	84.4	4.739
0.76	19.2	80.8	4.751
0.77	22.8	77.2	4.764
0.78	26.3	73.7	4.776
0.79	29.9	70.1	4.788
0.80	33.4	66.6	4.801
0.81	36.9	63.1	4.813
0.82	40.3	59.7	4.825
0.83	43.8	56.2	4.838
0.84	47.3	52.7	4.850
0.85	50.7	49.3	4.862
0.86	54.1	45.9	4.875
0.87	57.5	42.5	4.887
0.88	60.8	39.2	4.899
0.89	64.2	35.8	4.911
0.90	67.5	32.5	4.924
0.91	70.8	29.2	4.936
0.92	74.1	25.9	4.948
0.93	77.4	22.6	4.961
0.94	80.7	19.3	4.973
0.95	84.0	16.0	4.985
0.96	87.2	12.8	4.998
0.97	90.4	9.6	5.010
0.98	93.6	6.4	5.022
0.99	96.8	3.2	5.035
1.00	100.0	0.0	5.047

であったとする.

まず，尿中 N 排泄量をもとに非タンパク質呼吸商を求める.

$$\text{非タンパク質呼吸商} = \frac{\dot{V}CO_2[L] - 排泄 N[g] \times 4.75[L/g]}{\dot{V}O_2[L] - 排泄 N[g] \times 5.94[L/g]}$$

$$= \frac{17.0 - 0.5 \times 4.75}{20.0 - 0.5 \times 5.94} = 0.859 \fallingdotseq 0.86$$

次に表 4.1 からこの非タンパク質呼吸商の値に対応する O_2 1 L あたりの発生エネルギー量を求めると 4.875 kcal である．糖質および脂質由来のエネルギー量は，この数値を用いて次式で求められる．

$(\dot{V}O_2 - タンパク質の燃焼による \dot{V}O_2) \times O_2$ 1 L あたりの発生エネルギー
$= (20.0 - 0.5 \times 5.94) \times 4.875 = 83.02$ kcal

またタンパク質由来のエネルギー量は

排泄 N[g] $\times 26.51 = 0.5 \times 26.51 = 13.26$ kcal である．

これより，この1時間あたりの発生エネルギー量は，
83.02 ＋ 13.26 ＝ 96.28 kcal となる．

4.2 筋収縮のエネルギー源

筋収縮のためのATP産生機構には，①ATP－クレアチンリン酸系(非乳酸系)，②無酸素的解糖系(乳酸系)，③有酸素的代謝系がある．その代謝経路を図4.3に示した．運動に直接利用できるエネルギーはアデノシン三リン酸(ATP)である．ミオシンはATPアーゼ活性をもち，ATPをADPと無機リン酸(P_i)に分解し，筋収縮に必要なエネルギーを放出する．

$$ATP \rightarrow ADP + P_i + エネルギー$$

ATPは筋肉1 kgあたり6ミリモルしか含まれておらず，エネルギー量にして1.2 kcal程度である[*1]．ADPは高エネルギー化合物であるクレアチンリン酸からP_iを受け取り，ATPに再生される．筋肉中のクレアチンリン酸に伴うエネルギー量は3.6 kcal程度である[*2]．筋はATPを産生するため，無酸素的あるいは有酸素的代謝作用を行っている．運動持続時間とATP供給源の関係を模式的に示したのが図4.4である．

[*1] ATP 1モルあたりの発生エネルギー量は10 kcalに相当する．
[*2] クレアチンリン酸1モルあたりの発生エネルギー量は10.5 kcalに相当する．

A. ATP-クレアチンリン酸系

短時間のうちにATPを再合成できる．しかし，クレアチンリン酸の量は少なく，短時間の運動しか維持できない．自動車にたとえれば，エンジンをかけるバッテリー的役割をなしており，瞬時に高いパワーを要求するときなどの初期のエネルギー機構として用いられる．このエネルギー産生機構はリン酸化合物が代謝され

図4.3 ATP産生代謝経路

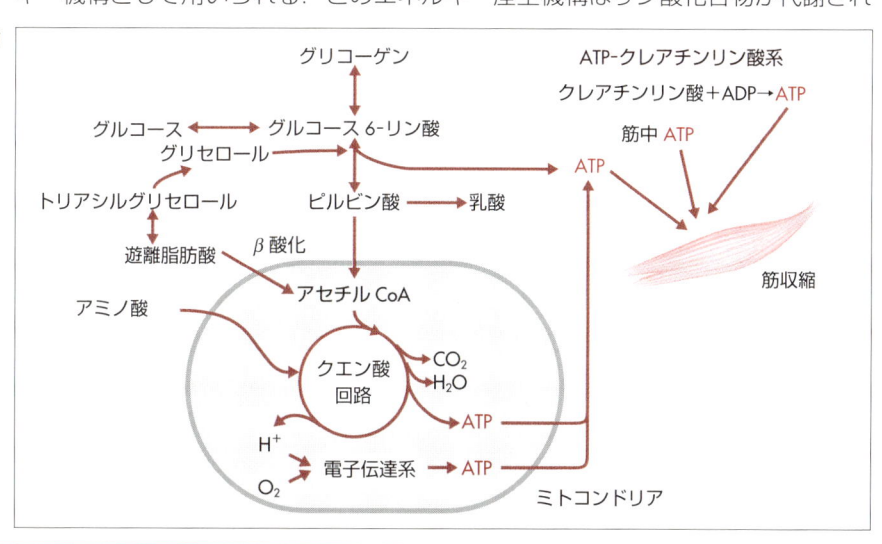

図 4.4 運動時間(あるいは運動強度)と3つのエネルギー供給系の貢献度の関係
(A)ATP-クレアチンリン酸系, (B)乳酸系, (C)有酸素系.
(1)のおもなエネルギー源は(A)で, 30秒以下. 100 m走, 砲丸投げ, ゴルフスイングなど.
(2)のおもなエネルギー源は(A)と(B)で30秒～1.5分. スピードスケート, 100 m競泳など.
(3)のおもなエネルギー源は(B)と(C)で1.5～3分. ボクシング(3分), レスリング(2分).
(4)のおもなエネルギー源は(C)で3分以上. サッカー, マラソン, ジョギングなど.

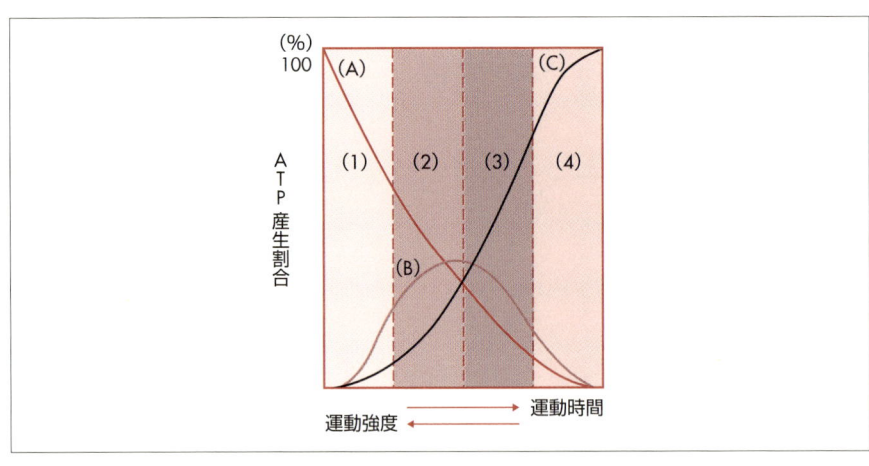

るものであり, 乳酸の産生を伴わないので非乳酸系エネルギー機構ともいわれる.

B. 無酸素的解糖系

グルコースは無酸素的にピルビン酸に分解され, さらに還元されて乳酸になる. この経路は酸素を必要としないので無酸素的解糖系と呼ばれる. この系は1分子のグルコースの無酸素的分解から2分子のATPしか産生されない. また, この系の欠点は, 乳酸が生成することであり, 乳酸系とも呼ばれる. 高濃度(0.3%以上)に乳酸が蓄積すれば, 筋収縮活動が障害される. しかし, 乳酸は血管拡張作用もあり, 血流量が増すなどの面もある. 無酸素的解糖系は酸素供給量が不足しているような運動開始時や, エネルギー需要量が有酸素的エネルギー供給能力を上回るような強い運動では, 重要な経路である.

C. 有酸素的代謝系

運動強度が中等度で, 定常状態にある運動では, 栄養素の酸化により, ATPが合成される. この過程を有酸素的代謝(酸化系)という. 酸化系によるATPの合成はミトコンドリアで行われ, 反応は, ①解糖系, ②クエン酸回路, ③電子伝達系の3つに分けることができる. すなわち糖質は細胞質内でピルビン酸に分解され, さらにアセチルCoAとなる. 一方, 脂肪酸はβ酸化を経て, アセチルCoAを生成する. アセチルCoAはクエン酸回路に入り, ATPを生成し, 二酸化炭素と水素が放出される. 二酸化炭素は血中に拡散し, 肺に運ばれて体外に排出される. 水素原子は, 最終的に酸素と結合することによって水(H_2O)となる. 電子が電子伝達系内に運ばれる際に, ATPが再合成される. 有酸素的代謝過程ではグルコースが完全に二酸化炭素と水に分解されると合計36分子(または38分子)のATPが産生される.

4.3 各種運動のエネルギー消費量

運動（作業）強度は，単位時間内に行われた仕事量として物理的に表すことが可能である．しかし，各個人に同じ運動を負荷しても，体格の相違，さらに年齢や性別によりエネルギー需要量は必ずしも一致しない．そこで，体格の相違からくる個人差を少なくし，運動時のエネルギー需要量から運動強度を求める指数が考案された．

A. エネルギー代謝率（RMR）

各個人のエネルギー代謝の基準として基礎代謝量を用い，運動により増加した代謝量を基礎代謝量で除したものをエネルギー代謝率（relative metabolic rate: RMR）と呼び，次式で求められる．

$$\text{RMR} = (\text{運動時の総代謝量} - \text{安静時代謝量}) / \text{基礎代謝量}$$

RMRを用いることにより，体格，年齢，性などのちがいにかかわらず各種運動の強度を相対的に比較することが可能である（表4.2）．しかし，RMRは安静時の値を0としたため，運動強度とRMR値の間に比例関係が成立しない欠点がある．

B. メッツ（METs）

エネルギー代謝率（RMR）は運動時のみを対象にしており，運動時の総エネルギー消費量から安静時エネルギー消費量を差し引いて計算しているので，安静時のRMRはゼロとなり，基礎代謝時には負の値となってしまう．その欠点を除いたのが，メッツ（METs）である．METsという名称は metabolic equivalents に由来している．METsは次式のように運動時の総消費エネルギー量を安静時の倍率で表した身体活動の強さの単位である．

$$\text{METs} = \frac{\text{運動時総代謝量}}{\text{安静時代謝量}}$$

すなわち，安静時代謝量は1 MET（1のときのみ単数扱いでMET．その他の値のときは複数でMETs）である．

表4.2 エネルギー代謝率（RMR）と身体活動強度

エネルギー代謝率（RMR）	身体活動強度
0〜0.9	軽労作
1.0〜1.9	普通労作
2.0〜3.9	やや重い労作
4.0〜6.9	重い労作
7.0以上	激しい労作

表 4.3　生活活動と運動のメッツ(METs)表
＊試合の場合
(資料：健康づくりのための身体活動基準 2013)

	メッツ	
生活活動	1.8	立位(会話，電話，読書)，皿洗い
	2.0	ゆっくりした歩行(平地，非常に遅い＝53 m/分未満，散歩または家の中)，料理や食材の準備(立位，座位)，洗濯，子どもを抱えながら立つ，洗車・ワックスがけ
	2.2	子どもと遊ぶ(座位，低強度)
	2.3	ガーデニング(コンテナを使用する)，動物の世話，ピアノの演奏
	2.5	植物への水やり，子どもの世話，仕立て作業
	2.8	ゆっくりした歩行(平地，遅い＝53 m/分)，子ども・動物と遊ぶ(立位，低強度)
	3.0	普通歩行(平地，67 m/分，犬を連れて)，電動アシスト付き自転車に乗る，家財道具の片付け，子どもの世話(立位)，台所の手伝い，大工仕事，梱包，ギター演奏(立位)
	3.3	カーペット掃き，フロア掃き，掃除機，電気関係の仕事：配線工事，身体の動きを伴うスポーツ観戦
	3.5	歩行(平地，75〜85 m/分，ほどほどの速さ，散歩など)，楽に自転車に乗る(8.9 km/時)，階段を下りる，軽い荷物運び，車の荷物の積み下ろし，荷づくり，モップがけ，床磨き，風呂掃除，庭の草むしり，子どもと遊ぶ(歩く/走る，中強度)，車椅子を押す，釣り(全般)，スクーター(原付)・オートバイの運転
	4.0	自転車に乗る(≒16 km/時未満，通勤)，階段を上る(ゆっくり)，動物と遊ぶ(歩く/走る，中強度)，高齢者や障がい者の介護(身支度，風呂，ベッドの乗り降り)，屋根の雪下ろし
	4.3	やや速歩(平地，やや速めに＝93 m/分)，苗木の植栽，農作業(家畜に餌を与える)
	4.5	耕作，家の修繕
	5.0	かなり速歩(平地，速く＝107 m/分)，動物と遊ぶ(歩く/走る，活発に)
	5.5	シャベルで土や泥をすくう
	5.8	子どもと遊ぶ(歩く/走る，活発に)，家具・家財道具の移動・運搬
	6.0	スコップで雪かきをする
	7.8	農作業(干し草をまとめる，納屋の掃除)
	8.0	運搬(重い荷物)
	8.3	荷物を上の階へ運ぶ
	8.8	階段を上る(速く)
運動	2.3	ストレッチング，全身を使ったテレビゲーム(バランス運動，ヨガ)
	2.5	ヨガ，ビリヤード
	2.8	座って行うラジオ体操
	3.0	ボウリング，バレーボール，社交ダンス(ワルツ，サンバ，タンゴ)，ピラティス，太極拳
	3.5	自転車エルゴメーター(30〜50ワット)，自体重を使った軽い筋力トレーニング(低・中強度)，体操(家で，低・中強度)，ゴルフ(手引きカートを使って)，カヌー
	3.8	全身を使ったテレビゲーム(スポーツ・ダンス)
	4.0	卓球，パワーヨガ，ラジオ体操第1
	4.3	やや速歩(平地，やや速めに＝93 m/分)，ゴルフ(クラブを担いで運ぶ)
	4.5	テニス(ダブルス)＊，水中歩行(中強度)，ラジオ体操第2
	4.8	水泳(ゆっくりとした背泳)
	5.0	かなり速歩(平地，速く＝107 m/分)，野球，ソフトボール，サーフィン，バレエ(モダン，ジャズ)
	5.3	水泳(ゆっくりとした平泳ぎ)，スキー，アクアビクス
	5.5	バドミントン
	6.0	ゆっくりとしたジョギング，ウエイトトレーニング(高強度，パワーリフティング，ボディビル)，バスケットボール，水泳(のんびり泳ぐ)
	6.5	山を登る(0〜4.1 kgの荷物を持って)
	6.8	自転車エルゴメータ(90〜100ワット)
	7.0	ジョギング，サッカー，スキー，スケート，ハンドボール＊
	7.3	エアロビクス，テニス(シングルス)＊，山を登る(約4.5〜9.0 kgの荷物を持って)
	8.0	サイクリング(約20 km/時)
	8.3	ランニング(134 m/分)，水泳(クロール，ふつうの速さ，46 m/分未満)，ラグビー＊
	9.0	ランニング(139 m/分)
	9.8	ランニング(161 m/分)
	10.0	水泳(クロール，速い，69 m/分)
	10.3	武道・武術(柔道，柔術，空手，キックボクシング，テコンドー)
	11.0	ランニング(188 m/分)，自転車エルゴメータ(161〜200ワット)

METは安静時酸素消費量を基準にして決められており，次式の関係がある．

1 MET = 3.5 mL 酸素消費量/kg 体重/分

1 MET = 1 kcal/kg 体重/時

また，安静時代謝量を基礎代謝量の1.2倍とすれば，RMRとMETsの間に次式の関係がなり立つ．

METs =（基礎代謝量 × RMR ＋ 安静時代謝量）/安静時代謝量

≒ 0.83 × RMR ＋ 1

METsはRMRと同様，運動強度を表しており，METsが同じであれば，個人が異なっても運動強度は等しい．

「健康づくりのための身体活動基準2013」においては3 METs以上と3 METs未満の生活活動と運動の例が表4.3のように示されている．

4.4 作業効率

最大運動能力の指標の1つに最大酸素摂取量（$\dot{V}O_2max$）があるが，ある運動をしたときの酸素摂取量の$\dot{V}O_2max$に対する比率が等しい場合，各個人の身体的負担度もほぼ等しいとみなせる．しかし，負担度が同じでも個人により$\dot{V}O_2max$は異なるので，単位時間あたりの作業量は必ずしも等しくない．

作業効率は次式で表される．

作業効率 =（実行された物理的作業量）/（作業中の消費エネルギー）

すなわち，同一作業であってもその作業に要するエネルギー量が異なり，作業効率に差を生じる．また同一個人であっても，慣れると作業中の消費エネルギーが減少し，作業効率は上昇する．作業効率の算出には，cgs単位またはmks単位で示される物理的作業量をエネルギーの単位に変換する必要がある．

たとえば，体重50 kgの人が1分間かけて階段を10 mのぼり1分間に5.0 kcalのエネルギーを費やした場合，作業効率は次のように計算される．

作業量 = 50 kg × 10 m = 500 kg・m

1 kg・mは0.00234 kcalであるので，

= 500 × 0.00234 kcal = 1.17 kcal

となり，

作業効率 = 1.17 kcal / 5 kcal = 0.234（23.4%）

となる．

初めての作業は円滑に行えないため作業効率が低く，同じ作業を何日間も練習していると技能が急速に向上して効率は高まるが，慣れに従い効率の改善は少なくなる．

1) 酸素消費量と二酸化炭素産生量からエネルギー消費量を計算することができる．
2) 骨格筋の直接のエネルギー源は ATP であり，それはクレアチンリン酸，糖質，脂質およびタンパク質の代謝から供給される．
3) RMR ＝（運動時総代謝量 － 安静時代謝量）/基礎代謝量
4) METs ＝ 運動時総代謝量/安静時代謝量
5) RMR と METs はともに運動強度の指標であるが，安静時代謝を RMR は 0 とし，METs は 1 として算定している点が異なる．
6) 作業効率はトレーニングによって高まる．

5. 栄養素の働き：運動と栄養素代謝

　運動をすると，日常生活でのエネルギー消費に加え，運動によるエネルギー消費が加わる．運動によるエネルギー消費は，運動の種類，トレーニングの条件などで大きく変化する．エネルギー源となる栄養素は，おもに糖質と脂質であるが，タンパク質も一部利用される．エネルギー消費量を知ったうえで，生活に必要なエネルギー量に合わせて，これらの栄養素をバランスよく摂取することが大切である．また，筋肉や骨格など体づくりのために最も重要な栄養素はタンパク質およびカルシウム，鉄などのミネラルであり，これらはトレーニング期にはとくに重要である．さらにビタミンやミネラルは，代謝を円滑に行わせ運動能力を十分に発揮するために重要である．

5.1 運動の種類によってエネルギー源がちがう

　運動中にエネルギー源として用いられる栄養素は，おもに糖質と脂質である．無酸素的エネルギー源は（既存のATPやクレアチンリン酸を除けば）おもに糖質であり，有酸素的代謝系では糖質と脂質がおもなエネルギー源になる．これらがどのような割合で消費されるかは，運動に使用される筋肉，運動の強度，運動の持続時間，運動様式，運動の熟練度および食事の組成などによって変化する．

A. 運動に使用される骨格筋線維のちがいと糖質・脂質エネルギー比率

　骨格筋の筋線維のタイプにより，消費する糖質と脂質のエネルギー比率が異なる．運動に使用される骨格筋の筋線維の組成とその動員のされ方がちがうため，エネルギー源になる糖質と脂質の比率が変化する．それぞれのタイプの筋線維が動員される度合いは運動強度によって異なり，比較的軽い運動の場合にはⅠ型線維が働き，強度が上がるにつれてⅡA型，ⅡB型が加わる．すなわち，Ⅰ型線維の使用の割合が高ければ脂質をエネルギー源として利用する比率が大きくな

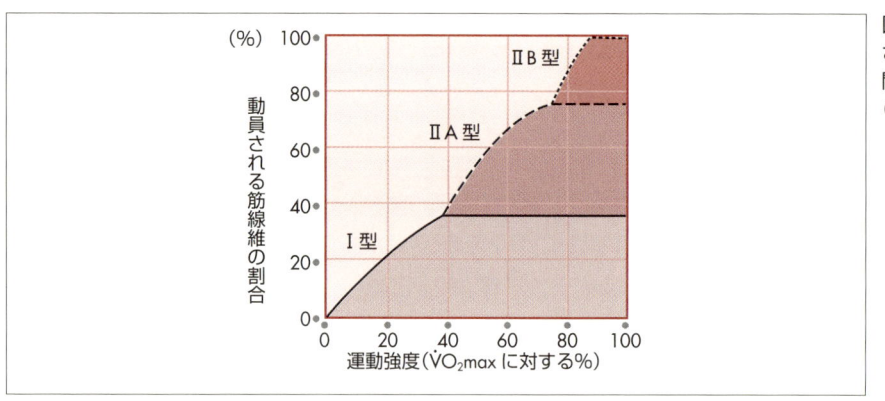

図5.1 運動強度と動員される筋線維タイプの関係
(Sale, 1987)

り，逆にⅡ型線維の使用割合が高い場合にはエネルギー源として糖質の比率が大きくなる(図5.1).

一流選手の筋線維組成を見ると，マラソンのような持久的な種目の選手ではⅠ型線維の割合が高く，陸上競技の短距離や投てき，跳躍のような短時間に強力なパワーが要求される種目の選手はⅡ型線維の割合が高い．このことはよい成績を得るには，筋の機能が各種目の運動様式に合っていることが重要な要因であることを示している．同じⅡ型線維でも，マラソンや水泳などの持久性のトレーニングにより，ⅡB型からⅡA型への変換が起こり，ⅡA型の割合が増加する．この場合，筋細胞内のミトコンドリアは数と大きさを増し，有酸素的な代謝能力が向上してくる(p.12 表2.1 参照)．

B. 運動の強度と持続時間によるエネルギー源利用の変化

安静にしていても，呼吸や心臓の収縮，その他の生命維持活動のためにエネルギーが必要である．このときの呼吸商は0.8～0.85であり，エネルギー源として利用されている糖質と脂質の比率は約4：6と計算される．すなわち，有酸素的代謝系でエネルギー産生が行われている．

運動の強度と持続時間は反比例する．運動強度が低い場合には必要なエネルギーは有酸素性の代謝によって供給されるため，長時間にわたって運動を継続することができる．しかし，ある強度以上になると，有酸素性代謝に加えて無酸素性代謝が動員されるため，乳酸産生量が増大し，運動を長時間続けることができない．この無酸素性代謝の動員開始点を無酸素性作業閾値という．このような持続時間が短く強度の高い運動では，糖質の利用される割合が高い．これは，エネルギー産生に必要な酸素の供給が間に合わず，無酸素的解糖系によってエネルギーを供給しなければならないためである．これに対し，長時間持続できる強度の低い運動では，脂質の利用される割合が高くなる．この関係を図5.2(A, B)に示した．ただし，持久性の運動でも，開始直後から脂質利用の割合が高いわけで

図 5.2 A：運動強度と糖質・脂質代謝との関係（上），B：運動強度とエネルギー供給源（下）
(B：Romijn, 1993)

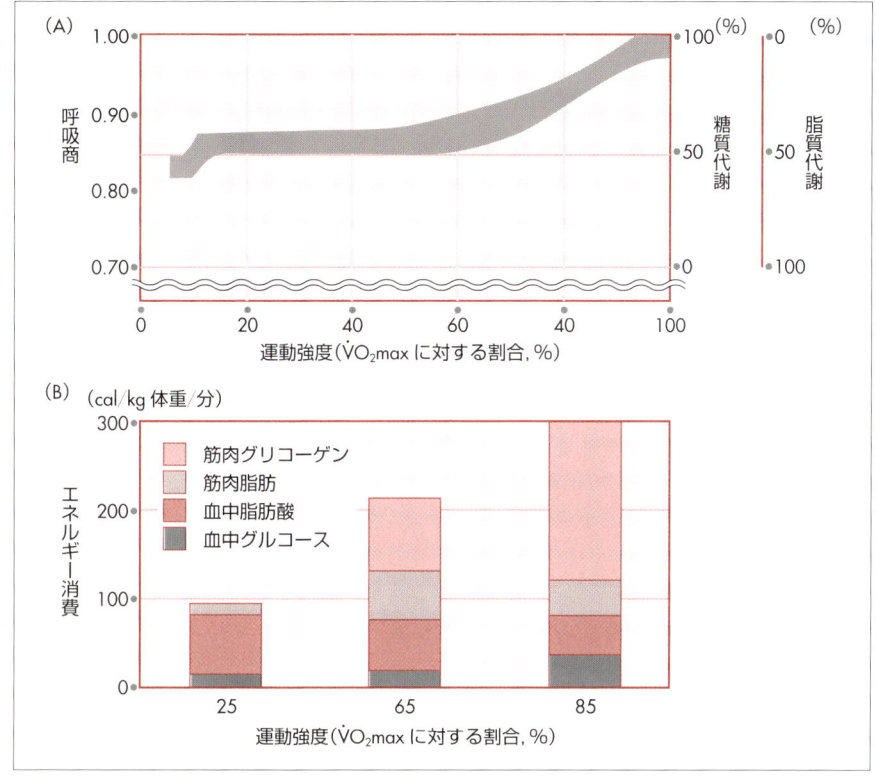

はない．運動の初期には筋グリコーゲンが消費され，その後に，体脂肪分解に由来する脂肪酸の利用が増加してくる．そのため，体脂肪をより効率的に減少させるためには，持続的な運動を行うほうがよい．

C. 食事組成の変化によるエネルギー源利用の変化

　通常の運動では，タンパク質の利用は安静時とほとんど変わらないと考えてよい．尿中への窒素排泄量が安静時とほとんど変わらないことから，運動時のエネルギー源としてのタンパク質の利用は，糖質と脂質よりも少ないことがわかる．高糖質食，高脂質食，標準食の3種類の食事をそれぞれ数日間ずつ摂取し，運動時のエネルギー源としての利用割合を比較すると，高糖質食の場合は糖質の利用される割合が高く，高脂質食の場合は脂質の利用される割合が高く，標準食ではこの中間となる．このことは，食事の組成が生体でのエネルギー源の使われ方に影響することを示している．また，疲労困ぱいに到るまでの時間を比較すると，高糖質食が最も長く，次いで標準食，高脂質食となる．これは，運動前の高糖質食が筋グリコーゲン蓄積量を増大させること，その結果，持久性運動能力が向上することを示している．

5.2 運動と糖質

　糖質は速やかに利用できるエネルギー源であり，肝臓と筋肉におもにグリコーゲンとして貯蔵されている．体内には，筋グリコーゲンとして約 200 g，肝グリコーゲンとして約 100 g，血中グルコースとして約 5 g があり，エネルギーに換算するとそれぞれ 800 kcal，400 kcal，20 kcal となる．

　運動が始まるとまず細胞内の ATP やクレアチンリン酸がエネルギーとして使われる．次に筋グリコーゲンが分解されて，解糖系，クエン酸回路などの代謝系により ATP を産生する．また，血液中のグルコースも取り込まれ，同様に利用される．血糖値が低下してくると肝グリコーゲンが分解されグルコースとして血中に放出される．肝グリコーゲンが低下してくると肝臓で糖新生系によりアミノ酸，グリセロールなどからグルコースが合成される．

A. 血糖と運動時のグルコース利用

　摂取された糖質は，大部分がグルコースとなり利用される．血液中のグルコース（血糖）は，体内各組織のエネルギー源として重要であり，とくに脳，神経系はグルコースを唯一のエネルギー源としており，血糖値を一定範囲に維持することが必要である．血糖値は各種ホルモンおよび神経系によって調節されている．たとえば食事によりグルコースが小腸から吸収され血糖値が上昇すると，肝臓は血液中からグルコースを取り込みグリコーゲンとして蓄える．一方，血糖が組織に取り込まれて低下すれば，肝グリコーゲンが分解されグルコースとして血液中に放出され，血糖を補給する．肝グリコーゲンが少なくなれば，肝臓は乳酸，糖原性アミノ酸，グリセロールなどからグルコースの生成（糖新生）を行い，血糖の供給源とする．血糖を上昇させるホルモンには，グルカゴンをはじめグルココルチコイド，アドレナリン，ノルアドレナリン，成長ホルモンなどがある．一方，血糖を低下させるホルモンにはインスリンがある．

　血液から筋肉に取り込まれたグルコースは，グリコーゲンに合成されて蓄えられる．筋グリコーゲンは，運動時に分解されてグルコース 6-リン酸を経て解糖系，さらにはクエン酸回路に入り，エネルギーを産生する．しかし，筋肉にはグルコース 6-リン酸をグルコースに変換する酵素（グルコース 6 フォスファターゼ）がないため，筋グリコーゲンはもっぱら身体活動時の筋肉のエネルギー源として分解されるだけで，血糖の供給源にはならない．

図 5.3 自転車エルゴメータによる運動負荷時の大腿四頭筋のグリコーゲンの消耗

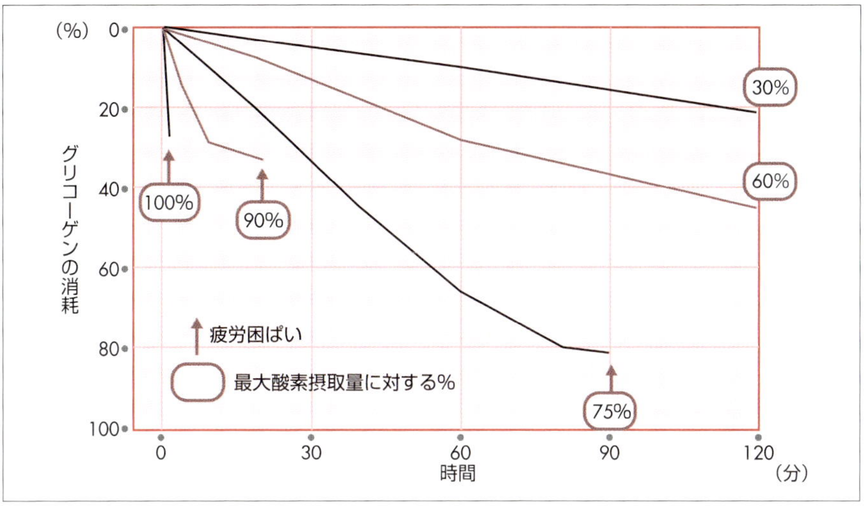

(%)
0
20
40
60
80
100
グリコーゲンの消耗
30%
60%
100%
90%
疲労困ぱい
最大酸素摂取量に対する%
75%
0
30
60
90
120
時間
(分)

B. グリコーゲン貯蔵量と運動能力

マラソンなどのように，とくに運動継続時間が長い持久性運動では，体内のグリコーゲン貯蔵量が多いほど運動の持続時間が長くなる．したがって，筋肉や肝臓のグリコーゲン貯蔵量を高めておくことが，持久性運動に対するパフォーマンス発揮には有利となる．実際，疲労して運動ができなくなった時点では，筋グリコーゲンが枯渇している場合が多い．

一方，継続時間が短く，強度が強い運動では，筋疲労により運動ができなくなった時点でも，筋肉中にはグリコーゲンが残っている．筋疲労は，グリコーゲンの枯渇によるものではなく，乳酸の蓄積および ATP，クレアチンリン酸(CP)の枯渇によるものである．したがって，この種の運動では筋グリコーゲン貯蔵量が運動能力を制限する因子にはならない(図 5.3)．

C. グリコーゲン貯蔵量と食事

体内のグリコーゲン貯蔵量は，食事によって影響される．高糖質食，普通食，高脂質・高タンパク質食を 3 日間与えて，筋グリコーゲン量を比べると，高糖質食が最も高く，普通食，高脂質・高タンパク質食の順になる．このように，高糖質食の摂取により，筋グリコーゲン量を高めることができる．

また，食事と運動の組み合わせにより，さらに筋グリコーゲン量を増加させ，競技能力を高めることができる．これは，グリコーゲン・ローディング(カーボ・ローディング)といわれる(p. 61 のコラム参照)．この方法では，グリコーゲン貯蔵量が通常の 2 倍くらいになることが認められている．

図 5.4 コリ(Cori)のサイクル

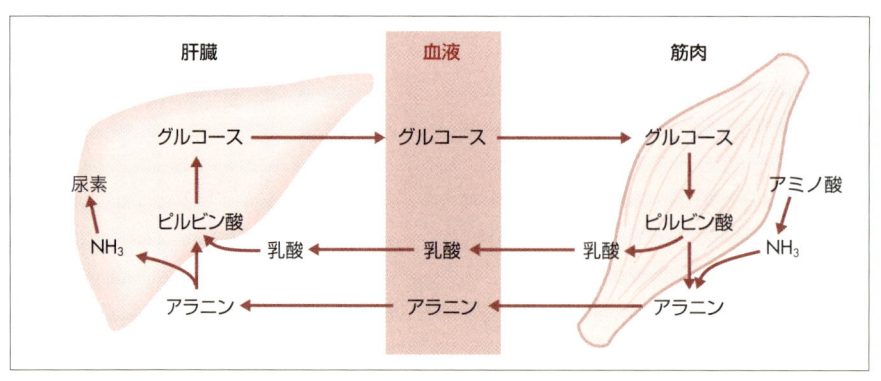

D. 乳酸の処理と再利用

　無酸素性作業閾値以上の強度の運動をすると，無酸素的解糖系によるエネルギー産生の結果，骨格筋で乳酸が生成され，これは血流を介して肝臓へ運ばれる．肝臓では，乳酸が糖新生経路によりグルコースに変えられる(グルコース-乳酸サイクル)．グリコーゲン合成に必要なエネルギーは，一部の乳酸を酸化分解することによって得られる．血糖は，再度筋肉に取り込まれ，筋グリコーゲンとして貯蔵される．これをコリのサイクルと呼ぶ(図 5.4)．

　また，血中の乳酸の一部は，心筋などに取り込まれ，クエン酸回路で酸化分解されエネルギー産生に利用される．このような乳酸の処理と再利用には酸素が必要である．

　なお，激しい運動後には，安静を保つよりも弱い運動をするほうが乳酸の除去速度が速く，回復が早いことが知られている．さらに，運動を突然停止すると，心臓へ送り返される血流量が一時的に減少して脳貧血をひき起こすことがある．そのため，激しい運動を行なったあとには，脳貧血を予防し，運動により変化した身体機能・状態を運動前の状態に素早く戻すために，安静を保つよりも軽度の運動を行うほうが効果的である．いわゆる，クーリングダウンである．

E. 運動と糖質代謝

a. 運動時の糖質代謝

　運動によりカテコールアミン，成長ホルモン，グルココルチコイドなどの分泌が促進されると，筋肉ではグリコーゲンの分解が促進し，筋収縮に必要なエネルギー供給を増加させる．また，肝臓では肝グリコーゲンの分解が促進するとともに，膵臓からのインスリン分泌が抑制されるため，グルコースの取り込みが減少し，血中グルコース濃度を上昇させる．

b. 運動の糖質代謝への影響

糖質代謝に対する運動の効果としては，①運動した筋肉でのインスリン感受性の改善，②糖質摂取後の血中インスリンレベルの上昇抑制，③運動筋の有酸素的代謝能力の上昇，および④筋グリコーゲンの蓄積増加などが認められている．

インスリン感受性の改善および糖質負荷後の血中インスリンレベルの上昇抑制については次のように説明されている．ヒトでは，摂取された糖質の8割以上は骨格筋で代謝されることが知られており，全身の糖質代謝能に大きな影響を与えている．骨格筋での糖利用は，グルコース輸送体4(GLUT4)によるグルコースの取り込みに依存している．運動は筋肉のGLUT4濃度を増加させることにより，グルコースの取り込みを増加させる効果がある．ただ，このような運動効果は1～2日までであるといわれる．このため，生活習慣病の予防あるいは治療のための運動の頻度は，全身運動を1～2日おきに継続して行うことが望ましいとされる理由の1つである．

以上のように，運動は全身の糖質代謝機能を向上させる．一方，身体活動量の低下は耐糖能を低下させ，糖尿病の発症の危険因子となる．

F. 糖質の特質

糖質は，通常最も多く摂取される栄養素で，消化吸収もよく，エネルギー源として利用されやすく，価格も安く経済的である．脂肪とともに重要なエネルギー源である．無酸素的解糖系によりエネルギーを産生することができるため，比較的短時間の激しい運動ではより重要な役割をもっている．一方，高糖質の食事により体内のグリコーゲン量を高めておくことが持久性の運動能力を高める(p. 47 B項参照)．また，長時間の運動により血糖値が低下し疲労した場合には，糖質を補給すると回復が早くなる．さらに，このような運動時には，適度な間隔で適量の糖質を補給することにより，筋グリコーゲンの消耗を防ぎ競技能力を高めることができる．このことは，糖質の補給により，ピルビン酸からオキサロ酢酸が供給され，オキサロ酢酸と脂肪酸の分解で生じたアセチルCoAとの縮合反応が促進され，アセチルCoAがクエン酸回路に入りやすくなり，クエン酸回路を利用する有酸素性エネルギー代謝が効率よく維持されることによる．また，糖質の代謝にはビタミンB_1が必要であり，高糖質食はビタミンB_1の必要量が多くなることにも注意が必要である(p. 57 図5.6参照)．

5.3 運動と脂質

A. エネルギー源としての脂質の役割

　脂質には多くの種類のものがあるが，そのなかで運動との関連で最も重要なのは中性脂肪(トリアシルグリセロール)である．中性脂肪は体内で加水分解されて脂肪酸とグリセロールになり，エネルギー源として利用される．

　中性脂肪の体内貯蔵量は糖質に比べて非常に大きく，大量のエネルギーを貯蔵できる．脂肪細胞の集合体である脂肪組織は体内に広く分布するが，皮下，腹腔，骨格筋，血管の周囲，乳腺付近に多い．健康な成人(体重60 kg，体脂肪率20%)では12 kgが脂肪である．この量は108,000 kcalに相当し，1日2,000 kcalを消費するとすれば54日分のエネルギー需要をまかなえる．しかも，脂肪組織は単なるエネルギー貯蔵庫ではなく代謝の恒常性を維持するうえで肝臓とともに重要な働きをしている．

　脂肪組織に蓄えられた中性脂肪は分解されて脂肪酸を血中へ出す．この血中遊離脂肪酸は筋肉に取り込まれ，有酸素的代謝であるβ酸化およびクエン酸回路で酸化されエネルギー源として利用される．中性脂肪は持久的な長時間の運動で重要なエネルギー源である．なお，グリセロールは解糖系で分解されてエネルギー源となるほか，肝臓で糖新生系によりグルコースとなる．

B. 運動時の脂肪酸の動員

　運動によりカテコールアミン，成長ホルモン，グルココルチコイドなどのホルモン分泌が促進されると，脂肪組織ではホルモン感受性リパーゼの活性化により脂肪の分解が促進され，遊離脂肪酸の血中濃度が上昇し，運動筋への脂肪酸の供給が増大する．

C. 運動と血清脂質

　脂質は水に溶けないので，血液中をリポタンパク質のかたちで輸送される．血中のリポタンパク質は，その比重によりキロミクロン，超低密度リポタンパク質(VLDL)，低密度リポタンパク質(LDL)および高密度リポタンパク質(HDL)に大別される．

　運動をすると，毛細血管壁のリポタンパク質リパーゼ(LPL)が活性化され，キロミクロンやVLDLなどに含まれる中性脂肪の分解が促進される．このため，血中のHDLが増加し，LDLおよび中性脂肪が低下することが認められている．

一方，酸化変性したLDLが動脈硬化の発症に強く影響することが知られており，酸素を積極的に取り込む運動により，血中LDLの酸化変性が促進される可能性が考えられる．しかしながら，低強度の運動ではLDLの酸化増大は認められない．最大強度での運動でLDLの酸化が増大するが，これも運動終了後30分で回復しているので，日常に行う程度の運動ではLDLの酸化促進により動脈硬化の発症が増加する心配はないと考えられている．

　逆に，運動しない場合にはインスリン感受性が低下する．またLPL活性の低下が起こり，血中のHDLコレステロールも低下し，中性脂肪が増加することがベッドレストの実験により認められている．

D. 脂質の特質

　脂質は体内で1 gあたり9 kcalのエネルギーを産生でき，糖質やタンパク質の4 kcalに比べ2倍以上である．とくに高エネルギーの摂取が必要なときには摂取重量（かさ）が少なくてすみ，胃腸への負担が軽減できる．さらに，脂質が酸化分解されてエネルギーになる場合（β酸化）には，糖質に比べてビタミンB_1の消費が少ないという利点がある．しかし，脂質は胃内滞留時間が長く，消化に時間がかかるので，運動直前の食事としてはひかえたほうがよい．

5.4 運動とタンパク質

　タンパク質は生体に多く含まれる有機化合物で，体重の約16%を占め，生体の構成成分として，また代謝をつかさどる酵素として存在している．生体構成タンパク質は筋細胞内に多いアクチンやミオシン，骨や結合組織に多いコラーゲンおよび皮膚に多いケラチンなどである．これに対し，酵素は量的には少ないが種類は多く，物質代謝に重要な働きをしている．

　タンパク質を構成しているアミノ酸には，ヒトの体内で合成できないために食物から摂取しなければならない9種の必須アミノ酸（不可欠アミノ酸）とその他の非必須アミノ酸（可欠アミノ酸）がある．栄養価の高いタンパク質は，9種の必須アミノ酸がバランスよく含まれるもので，一般に動物性タンパク質は栄養価が高い．

A. エネルギー源としてのタンパク質の役割

　タンパク質を摂取するおもな目的は体タンパク質合成の材料を得ることである．一方においてタンパク質はエネルギー源としての役割ももっている．通常の食生活では1日のエネルギー摂取量のうちタンパク質に由来するエネルギーは10～20%であり，糖質や脂質のほうがエネルギー源としては重要である．ただ，

食物中の糖質や脂質がエネルギー要求量に満たない場合には，食物中のタンパク質がエネルギー源として利用される．また，摂取エネルギーが消費エネルギーを満たせない場合には，グリコーゲンや体脂肪とともに筋タンパク質が分解され，エネルギー源として利用される．タンパク質をエネルギー源として利用すると尿素の尿中への排泄が増加する．尿素の生成や窒素化合物の排泄の際には肝臓や腎臓に負担がかかるため，タンパク質の摂取は体タンパク質合成に必要な量を大きく超えないことも大切である．

a. 食物から摂取されたアミノ酸の行方

食物から摂取されたタンパク質は，消化管でアミノ酸に分解され，小腸上皮細胞から吸収される．腸管から吸収されたアミノ酸は，小腸粘膜を通過する間に一部が代謝される．門脈から肝臓に取り込まれたアミノ酸はその大半が肝臓で代謝される．しかし，分枝アミノ酸は肝臓で代謝されず，そのまま肝静脈に放出されるため，アミノ窒素はおもに分枝アミノ酸(BCAA)として肝臓から末梢組織へ運ばれる．

筋肉は血中から種々のアミノ酸を取り込み，タンパク質合成の材料とするほか，エネルギー源としても利用しているが，とくに分枝アミノ酸を多く代謝している．筋肉は分枝アミノ酸を分解してアラニンとグルタミンを合成し，血中に放出している．アラニンは肝臓に取り込まれ，そのアミノ基は尿素に変換される．また炭素骨格は糖新生系によりグルコースに変換される．グルタミンは腸や腎臓に取り込まれて代謝される(p. 48 図 5.4 参照)．

また，脂肪組織や脳なども骨格筋と同様に，おもに分枝アミノ酸を取り込んで利用している．

以上のように，肝臓がアミノ酸代謝の中心となっており，肝臓から末梢組織へはおもに分枝アミノ酸として，逆に末梢からはおもにアラニンとグルタミンとしてアミノ酸を輸送している．そうすることにより，末梢組織で生じたアミノ基を毒性の強いアンモニアのかたちではなく，アラニンやグルタミンのようなアミノ酸として肝臓に送り返していると考えられる．

B. 運動とタンパク質代謝

短時間の激しい運動では，タンパク質の分解は亢進しない．しかしながら，60 分以上の長時間の運動ではタンパク質の分解が亢進し，アミノ酸がエネルギー源として消費される．一方，運動終了後の回復期にはタンパク質の合成が増大し，窒素出納は正に保たれる．タンパク質摂取後の休息時には成長ホルモンの分泌が高まる．これは，運動時に分解された筋タンパク質の回復をはかるためである．この際，分枝アミノ酸，とくにロイシンは筋タンパク質の合成を促進し，分解を抑制するといわれる．

図5.5 プリンヌクレオチドサイクルによるAMPの再合成

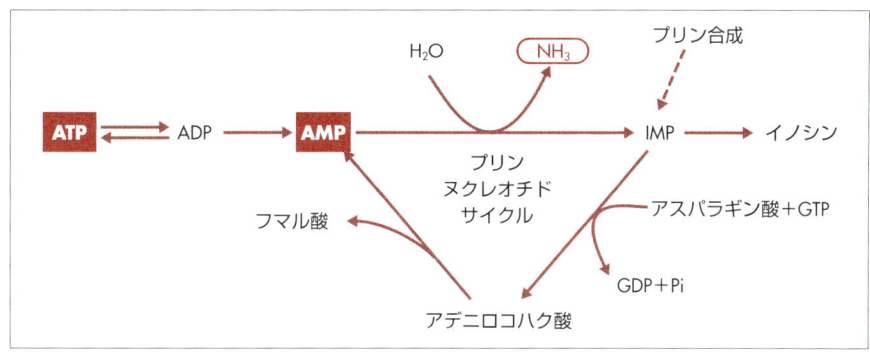

解糖系からのATP供給が十分に行われないような激しい運動時には，ATPが加水分解して生じた2分子のADPからATPとAMPが生成し，ATPを供給する．AMPが蓄積するとこの反応でのATP供給が停止するため，AMPは直ちにアンモニアを遊離してIMPとなる．このようにして生成したIMPは筋細胞中に蓄積し，アンモニアは血中に拡散する．運動後の回復期にIMPにアスパラギン酸のアミノ基が渡され，アデニロコハク酸を経てAMPが再合成される．このような反応回路をプリンヌクレオチドサイクルという（図5.5）．

トレーニングとの関係では，アミノ酸のエネルギー源としての利用は，トレーニングにより高まると報告されており，トレーニングにより筋肉のアミノ酸代謝能力が向上すると考えられる．

C. 運動とタンパク質推奨量

タンパク質の推奨量は，成人で1日体重1kgあたり約1g程度とされている．しかし，タンパク質は体タンパク質合成の材料であり，成長期はもちろんのこと，成人でも運動に必要な体づくりを行う場合には，それだけ必要量は増加する．また，運動未熟練者が激しい運動を行ったときに見られる運動性貧血は，タンパク質の摂取量を増加すると予防できることから，この場合も必要量が増加していることが考えられる．さらに，運動により増加したエネルギー消費をまかなうのに十分な量の糖質や脂質が供給されない場合には，タンパク質がエネルギー源として消費されるために，体タンパク質合成に必要なタンパク質が不足することになる．このように，筋肉の肥大がある場合，とくに激しい運動をした場合，あるいはエネルギーの供給不足などの場合には，タンパク質の必要量が増大すると考えてよい．

スポーツ競技者では，持久性運動に1.2〜1.4g/kg体重/日，筋力トレーニング時には1.5〜2.0g/kg体重/日程度のタンパク質が必要だと考えられている．

5.5 エネルギーの栄養素別摂取比率

5.1 節で記したように，食事組成が運動時のエネルギーの使われ方に影響するので，運動の種類によって望ましい栄養素別摂取比率があると考えられる．

トレーニング時の三大栄養素のエネルギー比率は一般の人と同様に，タンパク質 15%，脂質 25～30%，糖質 55～60%がよいといわれる．この場合，タンパク質に占める動物性タンパク質の割合を 55～60%と良質のタンパク質を多く摂取するのが望ましいとされている．

5.6 運動と水分

水は生命の維持に欠くことのできない物質であり，体重の約 60%を占める．

A. 水の出納

健常者の体内水分量はほぼ一定に保たれており，日内変動は体重の 1%以下である．1日に摂取される水分は約 2,500 mL で，飲水によるものが 1,150 mL，食物中に含まれる水が 1,000 mL，体内で食物が代謝されて生じた代謝水が 350 mL である．一方，1日に排泄される水分も約 2,500 mL で，摂取とのバランスが保たれている．この内訳を見ると，尿として 1,500 mL，糞便中に 100 mL，皮膚や肺からの不感蒸泄により 900 mL が排泄されている．

B. 運動時の水分代謝

ヒトは体内で産生された熱を体外に放出する体温調節作用のひとつとして発汗し，その気化熱により体温上昇を抑えている．運動をすると筋から大量の熱が発生し，激しい運動では 20～30 分で体温を 4℃上昇させるほどの熱を発生するといわれている．この体温上昇を抑制するために，多量の発汗が起こる．このときの発汗量は運動量や気温，湿度などの環境条件や個人差などにより変化するが，多いときには 1 時間あたり 1 L 以上にもなる．また，肺からの水分の蒸散も増加する．一方，尿量は減少する．エネルギー消費の増大に伴い代謝水も増加するが，全体としては水分の損失が大きい．このため，高温環境下では水分を補給しないと脱水により血液はしだいに濃縮され，体温が上昇し，日射病や熱射病などの熱中症をひき起こす危険がある．

C. 運動時の水分摂取

高温下で長時間の運動をする場合には，運動前や運動中に水分を補給することは体温や心拍数の上昇を抑え，疲労を緩和する効果がある．一般的な運動では，口渇を感じてから飲水するよりも，早めに少量ずつ給水するほうが脱水の危険性が少ない．そのため，少なくとも30分おきに100〜200 mLの水分を補給することが望ましい．運動後は水分の損失を取り戻すために，十分に水分を補給することが大切である．水分は食塩や糖質といっしょのほうが吸収されやすく，0.1〜0.2%程度の食塩と2〜5%程度の糖質を含む飲料が運動時の給水には最適であるとされている．ただし，塩分補給に関しては長時間におよぶ激しい運動を行わないかぎり，通常の食事からの摂取でカバーできるため過剰摂取に注意する必要がある(5.7C項参照)．

5.7 運動とミネラル

生体は，有機物のほかに，体重の約5%を占めるミネラル(無機質)で構成されている．ミネラルには，カルシウム，リン，カリウム，ナトリウム，マグネシウム，鉄，銅などがある．ミネラルは骨や歯の成分，水分代謝における浸透圧の調節，筋収縮や神経伝達，酸塩基平衡の調節，あるいは酵素やホルモンの構成成分として重要な働きをしている．

A. カルシウム

カルシウムはリンと結合して，骨や歯を形成し，体を支える骨格となっている．また，筋収縮や神経伝達にも重要な役割を果たしている．このため，血中カルシウム濃度は9〜11 mg/dLの範囲に保たれている．この調節にはカルシトニンと副甲状腺ホルモン(PTH)の2つのホルモンおよび活性型ビタミンDが関与している．骨はカルシウムイオンの貯蔵庫となっており，カルシウムの摂取が不足すると，血中カルシウム濃度が低下し，その平衡を保つために骨からカルシウムの動員が行われる．カルシウムの推奨量は成人で1日約600〜800 mgである．汗中のミネラル濃度は個人差が大きいが，合宿中のトレーニングのような大量の発汗(3 L/日)があると，200 mgのカルシウムが失われる．これを補うためには，カルシウムの吸収率を約50%と高めに見積もっても，1日約400 mgを余分に摂取する必要がある．カルシウムの1食あたりの摂取量が多い食品としては，牛乳・乳製品，小魚，大豆製品などがある．

運動は骨のカルシウム動態に大きな影響をおよぼす．この影響は年齢，性，運

動条件などに大きく依存するが,どの程度の運動が最も効果的かはわかっていない.一般的には,弱い運動負荷では骨に変化をおよぼさず,中等度の運動で骨量が増加し,過度の運動では骨量が減少するといわれている.また,規則的に行われる運動は骨粗鬆症(こつそしょうしょう)を予防する効果がある.一方,ベッドレストでは,骨に刺激が加わらないために骨からカルシウムが失われる.運動の種類では,バレーボール,バスケットボール,テニスなどの衝撃力の強い競技のほうが,水泳や歩行などの衝撃力の少ない運動よりも骨密度増加に有効である.

B. 鉄

鉄は赤血球のヘモグロビンや筋中のミオグロビンおよびミトコンドリアのシトクロムに含まれ,酸素の運搬利用に重要な働きをしている.

鉄が欠乏すると,ヘモグロビン濃度が低下し,鉄欠乏性貧血を起こす.女性では月経周期が乱れ,持久性運動能力が低下する.とくに,トレーニング初期においては,運動性貧血と呼ばれる一過性の貧血が生じるので注意が必要である.その原因には多量の汗や尿中への鉄流出の増加,物理的衝撃による赤血球の破壊の促進,体重コントロールのための食事制限による鉄摂取量の低下,および腸からの吸収率の低下などがあげられる.これを防ぐためには,鉄を多く含む食品を摂取するとともに,良質のタンパク質やビタミンCを同時に摂取することが有効である.逆に,フィチン酸やタンニンなどを含む食品は鉄の吸収を低下させる.

鉄の推奨量は,成人男性では7.0〜7.5 mg/日,月経のない女性では6.0〜6.5 mg/日,月経のある女性では10.5〜11.0 mg/日である.鉄の1食あたりの摂取量が多い食品としては,レバー,赤身肉,貝類,大豆製品,コマツナなどの葉物の緑黄色野菜がある.

C. その他のミネラル

ナトリウム,カリウム,マグネシウム,塩素などは体液中にイオンとして溶解しているので電解質ともいわれる.これらは浸透圧の維持,神経伝達,筋の刺激と収縮,酸塩基平衡の調節などの重要な働きをしている.しかし,これらは日常摂取する食品中に比較的多く含まれるため,普通の食生活では欠乏の心配はない.

運動により発汗があると,水分とともにナトリウムなどの電解質が失われる.汗の電解質濃度は血漿(しょう)よりも低いので,血漿中の電解質濃度が高くなり,浸透圧が上昇する.その結果,抗利尿ホルモンが分泌され,腎臓での水の再吸収が高まり,尿量が減少するとともに,尿細管でのナトリウムの再吸収も高まる.このような調節作用が働くので,軽度の発汗では循環系への影響はあまり大きくない.しかし,発汗量が多くなると,血漿量も著しく減少し,体温調節にも影響が出てくる.水分と電解質の過剰な損失は,運動能力を低下させ,熱中症をひき起こす

こともある．したがって，運動中は水分とともに電解質の補給が必要となる．

5.8 運動とビタミン

不足が問題になるのは水溶性ビタミンのビタミン B_1，B_2，ナイアシン，Cであり，脂溶性ビタミンではビタミンA，Dである．運動によりエネルギー消費量が増加するとエネルギー産生にかかわる補酵素であるビタミンB群の必要量も増加する（図5.6）．

A. 水溶性ビタミン

a. ビタミン B_1

抗脚気因子として発見されたビタミンで，糖質が体内で燃焼するときに必要である．ピルビン酸や α-ケトグルタル酸の酸化的脱炭酸反応などの補酵素となる．ビタミン B_1 の必要量はエネルギー消費量に比例し，成人の推奨量はエネルギー1,000 kcal あたり0.54 mgと算定されている．また，食事中の脂質と糖質の割合によりその必要量は異なり，糖質が多いときには脂質が多いときよりもより多くのビタミン B_1 を摂取しなければならない．ビタミン B_1 の1食あたりの摂取量が多い食品としては，豚肉，豆類，米・小麦の胚芽などがある．

b. ビタミン B_2

体内でのエネルギー産生において水素受容体として重要な働きをしている．欠

図5.6 エネルギー産生とビタミンB群

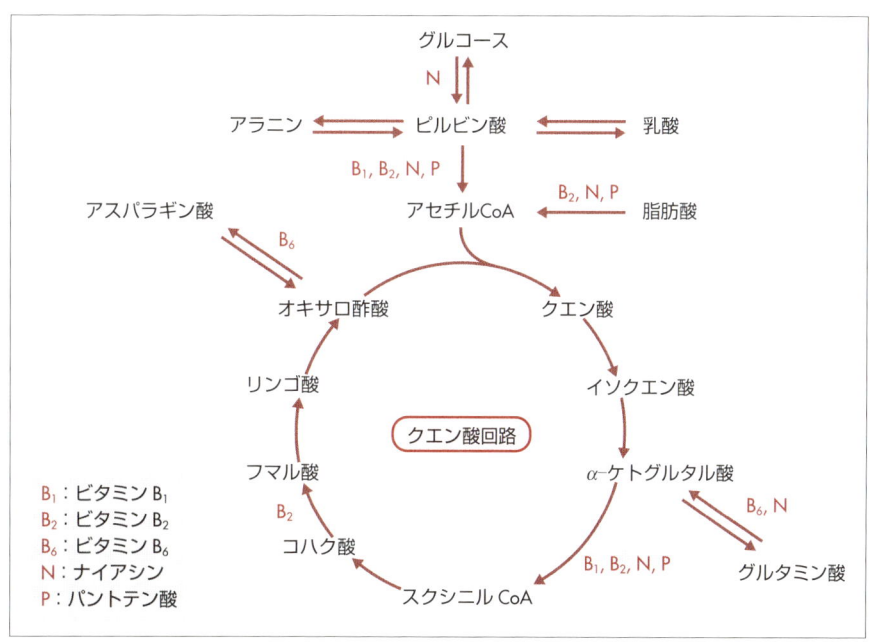

乏すると発育障害，皮膚炎，舌炎（ぜつえん），口角炎（こうかく）が見られる．ビタミン B_2 は有酸素運動時のエネルギー産生に必要なビタミンである．成人の推奨量はエネルギー 1,000 kcal あたり 0.6 mg と算定されている．ビタミン B_2 の 1 食あたりの摂取量が多い食品としては，レバー，魚類，牛乳，納豆，鶏卵などがある．

c. ナイアシン

エネルギー産生や脂質合成に必要な水素受容体として重要な働きをしている．ナイアシンは解糖系においてエネルギー産生に深くかかわり，電子伝達系，脂肪酸合成にも重要な役割をもっている．摂取するエネルギー量に合わせて推奨量も増加する．ナイアシンの成人の推奨量はエネルギー 1,000 kcal あたり 5.8 mgNE と算定されている．ナイアシンの 1 食あたりの摂取量が多い食品としては，レバー，肉類，魚類などがある．

d. ビタミン B_6

ビタミン B_6 はアミノ基転移反応に必須の補酵素であり，体内でのタンパク質の合成と分解に深く関与している．運動によるタンパク質の消耗（筋肉の損傷，血球の破壊）を補う場合に，ビタミン B_6 が必要である．また筋肥大を目的にウエイトトレーニングを行う場合にも，タンパク質とともにビタミン B_6 を十分に摂取する必要がある．

ビタミン B_6 推奨量は成人男性では 1.4 mg/日，女性では 1.1 mg/日とされている．ビタミン B_6 の 1 食あたりの摂取量が多い食品としては，レバー，肉類，魚類，バナナ，サツマイモ，ジャガイモなどがある．

e. ビタミンC

抗壊血病（かいけつ）因子として発見されたビタミンで，非常に酸化されやすい．体内では生体膜などの抗酸化作用，骨や結合組織に多く存在するコラーゲンの合成，肝臓での解毒機能，副腎でのストレスに抵抗するホルモンの合成などに関与している．また鉄の吸収促進作用もある．欠乏すると毛細血管がもろくなり，口腔，皮下，消化管，筋肉および骨膜下などに出血を起こし，骨や歯の形成不全，貧血，発育不良，感染に対する抵抗力低下などが起こる．

成人の推奨量は 100 mg/日であるが，身体運動はビタミン C 必要量を増大させる．運動性貧血の予防のためにも多めに摂取することが望ましい．ビタミン C の 1 食あたりの摂取量が多い食品としては，野菜類，果実類，サツマイモ，ジャガイモなどがある．

B. 脂溶性ビタミン

a. ビタミン A

ビタミン A は成長促進，皮膚・粘膜の保護，視力を正常に保つなどの働きがある．欠乏すると夜盲症（やもうしょう），角膜乾燥症などの目の障害，発育障害，毛孔性角化症

(さめ肌) などを起こす．また，皮膚や粘膜が弱くなり感染症にかかりやすくなる．成人の推奨量は男性 850 μgRE／日，女性 650 〜 700 μgRE／日である．ビタミン A の 1 食あたりの摂取量が多い食品としては，レバー，ウナギ，卵黄などがある．また，緑黄色野菜にはカロテンが多く含まれており，摂取すると体内でビタミン A へと変換される．

b. ビタミン D

ビタミン D は腸からのカルシウムの吸収を促進し，腎臓の尿細管でのカルシウムの再吸収を増大させることにより骨へのカルシウムの取り込みを促進する．欠乏すると，発育期では骨の成長が悪くなりくる病になる．成人では骨が曲がる骨軟化症を起こす．目安量は，成人で 1 日 5.5 μg である．ビタミン D の 1 食あたりの摂取量が多い食品としては，魚類，キクラゲや干しシイタケなどのきのこ類がある．

c. ビタミン E

ビタミン E は抗酸化作用をもつ．生殖作用を正常に保ち，筋の萎縮(いしゅく)を防ぐのに役だつ．欠乏により不妊症，筋萎縮，赤血球のぜい弱化が起こる．

激しい運動では活性酸素の生成量が増加するが，ビタミン C と同様に活性酸素を消去する働きがある．また，抗酸化ミネラルのセレンとも協同して赤血球の溶血を防ぐ働きもある．目安量は成人男性では 7.0 mg／日，女性では 6.5 mg／日である．ビタミン E の 1 食あたりの摂取量が多い食品としては，魚類，植物油などがある．

1）筋線維の型により利用されるエネルギー源が異なる．
2）短時間の激しい運動ではおもに糖質がエネルギー源として利用される．
3）持久性の長時間の運動ではおもに脂質をエネルギー源として利用する．
4）運動後に筋タンパク質合成は増加する．
5）運動中は，発汗により水分とミネラルが失われる．
6）適度な運動は骨へのカルシウムの蓄積を増す．
7）水溶性ビタミンの B_1，B_2，ナイアシンの必要量は消費エネルギー量に比例して増加する．

6. 何を食べればよいか：運動と食事

6.1 運動時の食事内容

　健康の維持・増進のために運動をしている一般の人も，競技力を向上させようとしているスポーツ選手にとっても，運動やトレーニングの内容のみならず，食事についても注意をはらう必要がある．

　運動するとエネルギー消費量は増加するので，エネルギー摂取量も増加させなければならないが，エネルギー源の種類を考えずに「エネルギー摂取量を増せばよい」というのは誤りである．一般的には練習やトレーニングの期間はタンパク質を多めに，試合の前後は筋グリコーゲンを蓄積するために糖質の多い食事をとるというように，時期やスポーツの種類に合わせて変える必要がある．しかし食事の基本はバランスのよさである．主食，主菜，副菜を適切に組み合わせ，運動に必要なエネルギーをバランスのとれた食事から供給すれば，運動時のビタミン，鉄，カルシウムなどの必要量の増加にも対応することができる．

A. エネルギーと栄養素をどれだけ摂取するか

a. エネルギー摂取量は消費量に合わせる

　エネルギー摂取量を決めることは食事の全体量を決定することであり，食事摂取の基本となる．エネルギー源となるのは糖質*，脂質，タンパク質である．

　　＊　糖質と食物繊維をあわせて炭水化物と呼ぶ．

b. 糖質は激しい運動時の筋肉のエネルギー源である

　糖質は，肝臓や筋肉にグリコーゲンとして貯蔵されており，また血液をはじめとする体液中にグルコースとして存在している．骨格筋は安静時には脂肪酸をおもなエネルギー源としているが，運動時にはその強度に応じてエネルギー源を糖質に依存する割合が高まる．長時間の持久性運動では，しばしば筋グリコーゲン

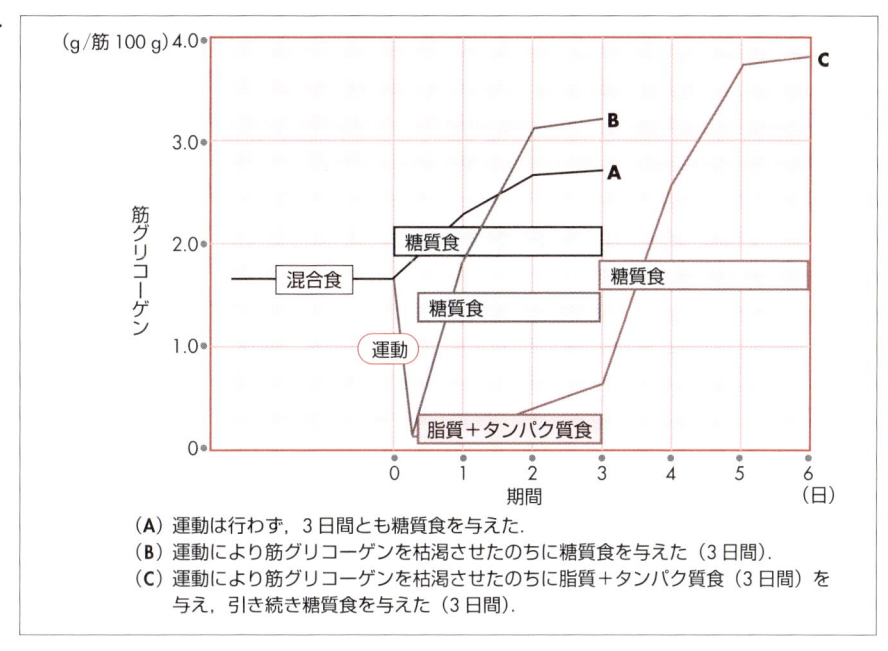

図 6.1 グリコーゲン・ローディングの例

(A) 運動は行わず，3 日間とも糖質食を与えた．
(B) 運動により筋グリコーゲンを枯渇させたのちに糖質食を与えた（3 日間）．
(C) 運動により筋グリコーゲンを枯渇させたのちに脂質＋タンパク質食（3 日間）を与え，引き続き糖質食を与えた（3 日間）．

量の多少が競技力の決め手となる．

　運動により筋グリコーゲンを枯渇させたのち糖質食をとると，筋グリコーゲン蓄積量を，平常状態で糖質食をとったときよりも高レベルにすることができる（グリコーゲン・ローディング，図 6.1）．

　筋グリコーゲン量は食事からの糖質摂取量と比例して増加する．糖質の多量摂取はインスリンショックを招く危険性があることから，全エネルギー摂取量の 50 〜 70％を複合糖質（米飯，全粒粉パン，めん類などの穀類）として摂ることが望ま

グリコーゲン・ローディングって何？

　グリコーゲン・ローディング（カーボ・ローディング）は「持久性競技の試合前の食事形態」として，一般ランナーにもよく知られた食事摂取方法である．これは，いったん枯渇状態におかれたのちの肝臓や筋肉内のグリコーゲンは，糖質を摂取すると，元のレベル以上に蓄積される（超回復）という性質を利用している．

　厳密な方法は，①試合 1 週間前に激しい練習をして，筋肉と肝臓のグリコーゲンを枯渇状態にする，②その後，3 日間糖質をほとんど含まない高脂質・高タンパク質食をとる（グリコーゲンの枯渇状態を持続させることにより，グリコーゲン合成酵素の活性を高める），③次の 3 日間は高糖質食に切り替える，というものである．

しい．しかし，グリコーゲンの体内蓄積には水分貯留を伴うことから体重増加を起こすことがあり，競技によってはパフォーマンスが落ちるなど逆効果の場合もあるので慎重に対応する必要があり，注意して摂取すべきである．

c. 脂質は食事においしさを与え，嵩(かさ)を減らす

脂質は 9 kcal/g のエネルギーを有する．水分をほとんど伴わずに蓄積することができ，体内に糖質の 100 倍ものエネルギーを貯蔵している．豊富に貯蔵されているので，長時間の運動でも体脂肪が枯渇することはない．そして，脂肪酸を効率よく利用することが，糖質の節約となる．

脂質の摂取量は，全エネルギー摂取量の 25%程度に抑えることが望ましいが，多量の食事をとらなくてはならない場合は，脂質エネルギー比は 30%を上限にして，食事の嵩(かさ)を減らす工夫も必要である．

食事に脂質を含めることは，効率的なエネルギー供給のみならず，必須脂肪酸や脂溶性ビタミンの摂取にとっても大切なことである．脂質は質も重要で，植物油や魚油を適切に組み合わせ，飽和脂肪酸，一価不飽和脂肪酸，多価不飽和脂肪酸のパーセントを 30%，40%，30%，n-6 系多価不飽和脂肪酸と n-3 系多価不飽和脂肪酸の比率を 4：1 とするのが望ましい．

d. タンパク質は筋肉をつけるのに大切である

タンパク質はエネルギー源としてよりも，体をつくるうえで重要である．タンパク質が運動時のエネルギー源として用いられる割合は 10%程度と多くはない．そしてまた，体は余分なタンパク質を貯蔵できない．タンパク質をエネルギー源として分解することは好ましいことではない．

筋力トレーニングのような強度の高い運動では，運動により筋タンパク質の分解が起こり，運動後の安静時に分解を上回る筋タンパク質合成が見られ，筋量が増す．したがって，摂取タンパク質が不足することは筋量の増強に不利である．しかし，タンパク質を必要量以上に摂取しても筋肉量だけが増えるわけではなく，その代謝のために肝臓や腎臓に過度な負担をかける．運動時のタンパク質必要量については諸説あるが，持久性トレーニング時は体重 1 kg あたり 1.2 ～ 1.4 g，筋力トレーニング時は 1.5 ～ 2.0 g 程度と考えられる．これらの量は運動時の全エネルギー摂取量の 10 ～ 15%となり，主食，主菜，副菜のバランスのとれた食事から摂取すれば，十分にまかなえると思われる．

e. ビタミン摂取量はエネルギー消費量に応じて増加させる

水溶性ビタミンの B_1, B_2, ナイアシンなどは補酵素として働き(p. 57 図 5.6 参照)，その必要量はエネルギー消費量に比例して増加する．また，運動により酸素消費量が増すと活性酸素の生成も増加し，細胞膜の脂質，核の DNA などが傷害される危険性がある．ビタミン C と E は抗酸化ビタミンであり，活性酸素による酸化ストレスに対して防御的に働く．さらに，ビタミン D はカルシウム吸収を促

表6.1 カルシウムを多く含む食品例
(可食部100gあたり、および1回使用量とその際摂取できるカルシウム量)
(資料：日本食品標準成分表2010)

食品名	カルシウム (mg/100g)	1回使用量 (g)	Ca(mg)	食品名	カルシウム (mg/100g)	1回使用量 (g)	Ca(mg)
塩エンドウ	1,300	30	390	サクラエビ（素干し）	2,000	20	400
厚揚げ	240	100	240	カタクチイワシ（煮干し）	2,200	20	440
豆腐（木綿）	120	100	120	アミ（佃煮）	490	20	98
納豆	90	100	90	シシャモ（生干し、生）	330	50	165
コマツナ（生）	170	50	85	ワカサギ（佃煮）	970	20	194
ノザワナ（生）	130	50	65	スズメ（肉、骨・皮つき）	1,100	50	550
マコンブ（干）	710	10	71	スキムミルク	1,100	20	220
ヒジキ（干）	1,400	3	42	ナチュラルチーズ（エダム）	660	30	198
アーモンド（乾）	230	20	46	ヨーグルト	120	50	60
ゴマ（乾）	1,200	3	36	黒砂糖	240	20	48

注：ビタミンD、リン、マグネシウムの摂取にも注意する．

進し，骨形成に大切である．

f. ミネラルは体の重要な構成成分

カルシウム，リン，マグネシウムは体に多量に含まれており，骨を構成するだけではなく，神経の興奮や筋肉の収縮，酵素活性の賦活剤として欠くことのできない重要な働きをしている．ナトリウムと塩素は細胞外に，カリウムは細胞内に多いミネラルであり，細胞膜電位や浸透圧を維持している．微量元素の鉄は赤血球に含まれるヘモグロビンや筋肉のミオグロビンの構成元素であり，酸素運搬に欠かせない．また，亜鉛は100種以上の酵素の成分であり，セレンは酸化ストレスの防御に役だつ．

カルシウムを多く含む食品の例を表6.1に示した．

g. 人の体の60％は水分である

発汗により体水分が失われると，循環血液量の減少や血液浸透圧と血液粘度の上昇をもたらし，心臓への負担を増加させ，酸素運搬能を低下させる．運動前や運動中の水分の適切な補給は，体液量とその浸透圧の維持や体温の調節だけでなく，循環機能の維持に極めて重要である．

B. 食事のとり方

a. 献立の留意点

次のような点に留意して献立をたて，調理する必要がある．①多くの食品を利用し，食品のバランスを考え，各栄養素の過不足がないように組み合わせる．②毎回の食事に主食，主菜，副菜をそろえる．③栄養価の高い，消化されやすい食品を選ぶ．④試合直前などには，食物繊維を少なくし，消化管の負担を軽減する．

⑤食欲を増進させ，また消化性を高めるような調理法を工夫するとともに，調理による栄養素の損失にも留意する．

b. 食事のタイミングと食べ方

　食事摂取により血糖値が上昇するとインスリン分泌が亢進する．成長ホルモンの分泌は運動後の 30 分くらいと睡眠 1 時間後の深い眠りのときに増加する．これらのホルモンは筋タンパク質合成を促進するので，それに合わせて良質のタンパク質を摂取することが大切である．

寝る子は育つ

　成長発育を促進するホルモンの一つに，下垂体前葉から分泌される成長ホルモンがある．これはタンパク質の合成と，骨へのカルシウム沈着を高める作用がある．このホルモンは成長期はもとより，成人以後においても分泌される．この成長ホルモンの分泌刺激の一つに睡眠があり，入眠後 1 時間の深い(ノンレム)睡眠時に分泌が多い．これは午睡(昼寝)のときにも見られる．
　「寝る子は育つ」ということわざは科学的にも立証されているのである．

　食事をとると消化器系の活動が高まるが，それは副交感神経系の刺激によるものである．これに対して，運動時は交感神経系がおもに働き，消化管機能は抑制される．よって運動の直前の食事は控えるのがよく，試合時には 3 時間以上前に済ませておくことが望ましい．逆に，空腹で運動するのも好ましいことではないので，運動前には，消化されやすい糖質とタンパク質の豊富な食事を軽く摂取する．また，糖質の多い間食を少量とるのもよい．さらに，熱すぎたり冷たすぎる食事は体に負担になるので避けるようにする．

C. 各種食品の特徴と役割

a. 食品構成

　私たちは運動に必要なエネルギー源をいろいろな食品を組み合わせて摂取しているが，各食品の栄養学的特徴を知って，栄養のバランスを保つ組み合わせを考えることが大切である．

　食品は栄養成分の似かよったものとして 3 群，4 群，6 群などの基礎食品群に分類されている．3 群分類では赤群，黄群，緑群に分けられる．赤群に属する食品は魚，肉，牛乳，卵，豆類で，体をつくるもとになる食品，黄群は穀類，いも類，油脂類で，エネルギー源，そして緑群は野菜類，果実類，海草類，きのこ類などで，体の機能の調節に役だつ栄養素を多く含む食品である．これをさらに詳しく分類した 6 群分類(図 6.2)が日本では一般に用いられている．

図 6.2 6つの基礎食品群とおもな栄養素

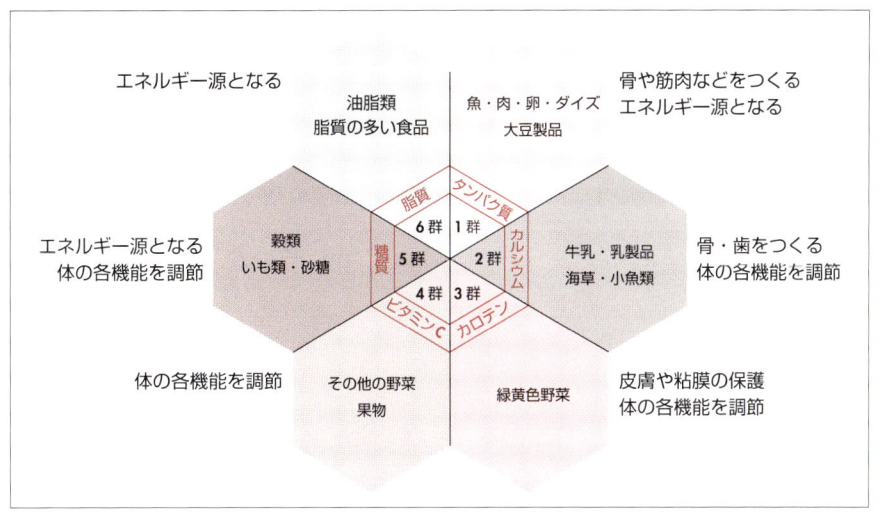

b. おもな食品の栄養学的特徴

(1) 穀類　米，小麦，ソバなどを米飯，パン，めんなどに加工して主食を構成している．糖質に富み，脂質は少ないが，エネルギー源として重要な位置を占める．タンパク質を7～10%含む．動物性食品と組み合わせることでタンパク質の質が改善される．いも類は穀類よりもタンパク質含量が少なく，糖質が多い．食物繊維の供給源として適している．

(2) 豆類　ダイズ(大豆)は「畑の肉」といわれるほど良質のタンパク質と脂質を多量に含んでいる．タンパク質消化酵素阻害物質(トリプシンインヒビター)を含むため生ダイズの消化率は低いが，加熱処理や豆腐，納豆，味噌などに加工すると改善される．ダイズは糖質をほとんど含まないが，アズキ，エンドウ，インゲン豆などは糖質を多く含み，脂質が少ない．

(3) 野菜類　水分と食物繊維を多く含むため嵩ばるが，ホウレンソウなどは加熱調理すると嵩は減る．ビタミンやミネラルのよい供給源である．さらにホウレンソウ，ニンジン，カボチャなどの緑黄色野菜にはビタミンAの前駆体であるカロテンが多く含まれている．

(4) 海草類，きのこ類　食物繊維のよい供給源である．海草類にはカルシウムやヨウ素などのミネラルやカロテンなどのビタミンも含まれている．

(5) 果実類　野菜と同様に水分と食物繊維が多い．フルクトースやグルコースなどの糖質，ビタミンCなどのビタミン，カリウムなどのミネラルを含む．

(6) 魚介類　良質のタンパク質を含み，日本人の重要なタンパク質源である．また，丸ごと食べる小魚はカルシウムのよい供給源である．魚油は必須脂肪酸である多価不飽和脂肪酸，とくにn-3系統のイコサペンタエン酸(IPA)やドコサヘキサエン酸(DHA)が多く含まれ，動物性の脂質としては特異的である．

(7) 肉類 良質のタンパク質と飽和脂肪酸からなる脂質を多く含む．魚介類とならんで主要なタンパク質源である．糖質はほとんど含まれない．豚肉にはビタミン B_1 が，肝臓にはビタミンAや B_2 が多く含まれている．また，肉に含まれる鉄はヘム鉄であり，野菜や海草類に含まれる非ヘム鉄と比べると吸収率は高い．

(8) 牛乳 栄養的に優れた食品であり，カルシウムの重要な供給源である．液体であるため水分量が多い．タンパク質は良質であるが，脂質は肉類と同じように飽和脂肪酸量が多い．チーズやバターを多量に使う場合は動物性脂質のとりすぎに注意する必要がある．低脂肪牛乳や無脂肪牛乳が市販されているので，利用するとよい．糖質はラクトースのみであり，ラクトース分解酵素（ラクターゼ）活性が低いと下痢を起こすことがある．ビタミンA，D，B_1 などを含むが，ビタミンCはほとんど含まれない．牛乳，乳製品にはカルシウムが多く含まれている．そのうえ，カゼインホスホペプチドというカルシウム吸収を促進する物質が含まれている．

(9) 卵類 良質のタンパク質を含み，栄養価の高い食品である．安価で，料理法も多く，利用しやすい．卵白は大部分がタンパク質からなる．脂質はほとんどすべて卵黄部分に存在している．鶏卵1個にコレステロールが約300 mg含まれているので，高コレステロール血症の患者や，食事コレステロールに敏感に反応する者は多量に摂取しないことが望ましい．

6.2 運動選手の食生活

運動選手の食生活は，①試合に向けての基礎体力強化期（トレーニング期），②試合期，③回復期または移行期（オフシーズン）によって異なる．また特殊な場合として，④体重調整期（ウエイトコントロール期）や⑤スポーツ障害の回復期（リハビリ期）の食生活などがある．

A. 基礎体力強化期（トレーニング期）の食生活

この期には体力全般を高めることが大切であり，とくに筋肉量を増加し，体脂肪を減少させることが重要である．筋肉量が多ければ，筋パワーも大きくなり，なおかつ，筋グリコーゲン貯蔵量も多くなるからである．そのためには，適切な量と質のタンパク質を摂取することが必要である．トレーニングによって失われたタンパク質を食事で補い，休息により，合成能を高めることが大切である．

a. 早朝トレーニング時の朝食

基礎体力強化期には早朝練習を行う場合が多い．起きた直後は食欲がなく，起床後すぐの飲食は練習中に腹痛や吐き気を生じることがあるので欠食する傾向が

表 6.2　基礎体力強化のための朝食例

	主食	朝食で米飯・めん・パン類：これらはおもに炭水化物（糖質）であり，活動のための大切なエネルギー源であるため，少量でも必ず朝食でとりたい．冷凍保存しておくのもよい．
	主菜	卵：栄養価が高く，安価で調理法もいろいろとあり利便性が高い．保存性もあるので，冷蔵庫に常備しておくとよい． 豆製品：納豆や豆腐などは，そのまま食べられるので朝食に取り入れやすい． 魚：切り身などを焼く．ツナ缶などを利用してもよい． 肉：ハムやソーセージなどの加工食品を上手に利用してもよい．
	副菜	野菜・きのこ：サラダにしてもよい．生野菜だと十分な量が食べられない場合は，加熱して温野菜サラダにしたり，主菜の付け合わせにしてもよい．汁物に入れると手軽に食べやすい． 果物：ビタミンCが多く，水分もとれ，さっぱりとした食感もあり，朝食にむいている．グルコースやフルクトースを多く含んでいる．
	汁物	牛乳：動物性タンパク質であり，カルシウムもとれる．温めたり，料理に使うなど工夫するとよい． 味噌汁：豆製品や野菜・きのこ類など具を工夫することで，タンパク質やミネラルなどもとることができる．

ある．しかし就寝中に体内の糖質は減少しており，欠食して練習すると脂肪の燃焼比率が高くなる．血中遊離脂肪酸の急激な増加は心筋に悪影響を与えるので，朝食をとることが大切である．また，夜の副交感神経支配から昼の交感神経支配へのスムースな切り替えのためにも朝食が必要である．朝食を英語で breakfast というが，夜間の空腹(fast)を打ち破る(break)食事である．朝食としては，①消化吸収がよいもの，②低血糖を改善できるもの，③腸内でガスを発生しにくいもの，④胃液分泌を促進するようなもの，⑤嵩の大きくないもの，⑥手軽に準備できるもの，⑦水分の補給もできるものなどが適している（表6.2）．

b.　昼食

まず朝食とは4〜5時間以上開くように努める．内容は，①朝食に準じ，タンパク質と脂肪量を若干増す，②各自のエネルギー消費量に応じたエネルギー摂取量を算出する，③水分の取りすぎに注意する，④おやつなどの間食は胃腸の負担の少ないものを選ぶなどである．また，午睡の時間を設けるほうがよい．

遠足とおにぎり

昔，遠足におにぎり（梅干し入り）をもっていき，おいしく食べた経験があると思う．午前中の活動により，糖質とミネラルが減少している．これを補うにはお米のデンプン（複合糖質）と梅干しのクエン酸が役立つ．糖質とクエン酸の組み合わせは，糖質の蓄積を促進する．また海苔にはビタミン B_1，B_2 も含まれている．これは糖質の燃焼に役だつ．また，梅干し中のミネラルは発汗時の損失を補う．昔の人の知恵が今もなお生きているのである．昨今，スポーツ選手がバナナやオレンジジュースを利用しているが，同じことである

c. 夕食

①食事は寝る2～3時間前までに摂取する．②疲労回復のため糖質の摂取が望ましい．とくに，グリセミック指数(GI)*の低い糖質をしっかりとる．③発汗による損失を補うため，水分とミネラルの多い食品をとる．④乳酸の除去，糖新生の促進のため，ビタミンを適量とる．⑤食物繊維を多くとり，早朝時の定期的な排便に努める．

> * 試験食品を投与したときの2時間後までの血糖曲線下の面積を，等量の糖質を含む白パン(あるいはグルコース)を投与したときの2時間後までの血糖曲線下の面積を100として，相対値として表したもの．数値が大きいほど血糖の上昇反応は大きい．

d. その他

①夜食は消化器系への負担を増し，体脂肪蓄積を促すので避ける．②週あたり，1～2日の休息日を積極的に設定し，回復を促す．

B. 試合期の食生活

a. 試合当日の食事

試合中心の生活となり，グリコーゲン・ローディング(カーボ・ローディング)を行う場合もある．この期は，試合時刻から逆算して，起床，食事などを決定することが重要である．食事は試合の3～4時間前にしっかりととり，30分前からは水分補給を中心とした液体による栄養摂取が必要となる．注意点は，①消化管に負担の少ないもの，②量は少なく，③糖質主体の栄養摂取，④ふだんから食べ慣れた食品，⑤新鮮な素材，⑥脂質は少なめに，⑦体温に近い温度で供する，⑧腸内ガスの発生しにくい食品を選ぶ，⑨刺激，興奮性の高い食品は避ける，などである．試合当日の食事例を表6.3に示す．

試合前には，精神的にも緊張感が増しており，消化器系機能も低下している場合があるので，慣れ親しんでいる食材料を用いることも大切であり，遠征時にはとくに食材料の鮮度などにも注意する．

b. 試合前および試合中の食事

(1) 午前中に試合がある場合の食事　開始時刻の3時間以上前に朝食をとっておき，コンディションづくりと集中力アップを心がける．早朝開始の場合は3日ほど前より当日に合わせた生活時間とする．

(2) 午後に試合がある場合の食事　昼食の時間，内容が重要となる．食後すぐの運動は消化管障害のリスクが高くなる．消化器系への負担の少ないものを選び，発汗量の分だけ水分を補う．

(3) 試合中の食事　試合中の食事は，サッカーなどの前・後半のハーフタイムに摂取できる場合とトライアスロンなどの試合中に摂取できる場合とがあるが，グリコーゲンの貯蔵と発汗による損失の補給が第一目標となる．

(4) スポーツ飲料　運動により発汗が増す．発汗中にはナトリウムをはじめ，

表6.3 試合当日の食事例

	料理名	食品名	備考
朝食	おにぎり	強化米，梅干し	糖質が多くとれる．クエン酸と糖の組み合わせ
	小松菜のゴマ和え	コマツナ，ゴマ	ビタミン，ミネラルの補給
	味噌汁	味噌，ワカメ	水分，ミネラルの補給
	オレンジジュース	オレンジ，砂糖	砂糖は適宜，水とビタミン補給
昼食	スープスパゲッティ	スパゲッティ，カキ，パセリ，チーズ	グリコーゲンを含む貝類（加熱して利用）
	ブラマンジェ	小麦粉，卵，砂糖	のどを通しやすい，エネルギー補給
	ミモザサラダ	卵，レタス，ニンジン，ジャガイモ，トマト	酸味のあるドレッシングで胃液分泌の促進
	ミルクセーキ	牛乳，バナナ	砂糖は適宜
間食	レモネード	レモン，砂糖	クエン酸と糖の組み合わせ，水分の補給
	カステラ	小麦粉，卵，砂糖	消化がよい
夕食	ごはん	強化米（ごはん）	米と麦を混ぜてもよい
	ゆで豚	豚肉	脂身を少なくする
	大根おろし	ダイコン，ぽん酢	消化を促進する
	温野菜のかつおぶしかけ	ブロッコリー，アスパラ，ナス，コーン，かつおぶし	加熱により嵩が減り量を多くとれる
	ワンタンスープ	ワンタン，エノキ茸	具を多く

カリウム，カルシウムなどのミネラルも含まれる．水分だけの補給では血液濃縮は改善されても，ミネラル濃度は薄くなることがある．また運動時に利用された糖質を外から補わないと運動遂行が困難となる．この状態を防ぐために，糖，ミネラルなどを含むスポーツ飲料が普及してきた．

スポーツ飲料の成分と効果的利用法は，①溶液の糖質濃度は5％，ミネラル濃度は0.9％以下にする，②浸透圧は等張性からやや低張性とする，③脂肪は含まない，④自分の発汗量を知り，その分だけ飲用する，⑤1回あたり100〜200 mLとし，間隔は10〜15分間はあける，⑥5〜10℃前後に冷やしておく，などである．飲みすぎは体調を悪くする．また，精製単糖類の多飲は急激な血糖上昇とインスリン分泌を促進し，急激な筋や肝臓などへの糖の取り込みを促進させて反動性低血糖を起こすリスクが高いので注意が必要である．市販スポーツ飲料例を表6.4に示した．

(5) ドーピングと栄養補助食品（サプリメント）　ドーピングとは，競技能力を高める目的で，薬物などを体内に取り入れることをいい，禁止されている．ドーピングの意図がなく，治療目的で禁止薬物を使用して競技能力を不正に高めた場合も処罰される．また，コーヒーに含まれるカフェインも尿中に12 μg/mL以上あると禁止該当薬品となる．

昔，タンパク質同化ステロイドを用い，100 m走で金メダルをとった選手が，その後剥奪された事例がある．さらに，知らずに飲んだ風邪薬に対象薬剤が含ま

表 6.4 市販スポーツ飲料の栄養素組成

市販飲料		A	B	C(粉)	D	E(粉)
エネルギー(kcal/100 mL)		19	27	27	0	11
糖質(g/100 mL)		4.7	6.7	6.7	0.8	2.4
アミノ酸(mg/100 mL)		27.5	0.0	0.0	300.0	300.0
ビタミン B_6(mg/100 mL)		−	−	0.15	−	−
ミネラル (mg/100 mL)	ナトリウム	34	49	50	24	46
	カリウム	8	20	25	12	10
	マグネシウム	1.2	0.6	−	1.2	−
	カルシウム	−	2.0	−	4.6	−

注)スポーツ飲料の定義は定まっていない．各社で独自の配合により製品化されているので，組成をよく理解して利用することが望まれる．

表 6.5 栄養補助食品(サプリメント)

1. エネルギー補助食品	エネルギー補給用にデキストリンを主成分としたもの
2. 高タンパク質補助食品	プロテインは市販されている溶けやすい栄養補助食品の一種で筋力増強を補助する．粉末状のものを牛乳に溶かして飲むタイプのものが多い．
3. アミノ酸補助食品	アミノ酸単独，あるいは各種アミノ酸を組み合わせたかたちのものとがある．筋力増強効果や疲労回復のために用いられる．
4. 多価不飽和脂肪酸を強化したタンパク質食品	持久性スポーツにおけるレース間の体力回復に役だつ．
5. 鉄分を強化したタンパク質食品	長時間あるいは強い運動時(とくに高地における)の体力維持に利用される．

れていたため，出場停止になった選手もいる．

　ドーピングは，①生体への過剰負担，②副作用の害，③アンフェアな行為などのため禁止されている．

　一方，サプリメントはスポーツフードとも呼ばれ，栄養補助食品として栄養素の不足を補うものとされてきた．今では食品で薬品様の効果を期待し，利用する例が見られる(表6.5)．昨今，サプリメントのなかには服用すると体内で男性ホルモン様物質に変わり，筋力増強を起こしたり，下垂体を刺激し，成長ホルモンの分泌を促進させるものなどが出てきた．サプリメントに頼る考えはすでにドーピングと同じであり，食事は本来，日常の食品から摂取することが大切である．スポーツはルールを守ることも大切な要素である．

C. 移行期の食生活

　移行期または回復期にはシーズン中に酷使した筋肉，腱の回復，次のシーズンまでの健康管理が重要である．食事の注意は①肥らないようにする(体重増加のほとんどは体脂肪による)，②ビタミン C，E(抗酸化作用を有する)，ビタミン A(皮膚の再生能を促進する)の摂取につとめる，③筋肉量を保持するために良質のタンパク質

をとる，④食物繊維も多めにとり便秘を防ぐ，などであり，基本的にはその人の適正な体重を管理しつつ食事摂取基準量に見合った摂取量とし，多様な食品を組み合わせることである．

D. 体重調整期（ウエイトコントロール期）の食事

階級制競技や新体操などでは体重管理がとくに大切である．試合前の1週間ほどで急激な減量（おもに飲食せず，脱水による方法）を行う例が見られるが，弊害も多い．運よく減量できても体力の低下が大きく，試合で好成績を残すのは困難である．正しい減量を行うべきである．また，「ウエイトコントロール開始時からすでに試合は始まっている」という自覚を維持させることが大切である．

正しい減量方法としては，①自分の目標体重を知る（体脂肪率を測定する），②エネルギー消費量を増す方向で考え，エネルギー摂取量は極力減少させない，③週1 kg，1日150 gほどを目安とした減量計画を立てる，④毎日のエネルギー摂取量を決定する，⑤糖質は100 g/日以下にするとケトアシドーシスを生じやすいので下回らないようにする，⑥タンパク質は1.2〜1.4 g/kg体重を確保する，⑦エネルギー摂取量の不足分は脂肪で補う，⑧水分は2 L/日以上摂取し，ケトン体を尿中へ排泄させる，⑨ビタミン，ミネラルは食事摂取基準量を下回らない，⑩食物繊維を多くとり，便通をよくさせるなどである（図6.3）．

図6.3 体重調整期の食事の注意点

【主菜】
<注意>
・油料理は避け，「ゆでる」，「蒸す」の調理を
・肉の脂身は少なくする
・血合い肉を利用
・付け合わせを忘れずに
　例　・ゆで豚，蒸し鶏
　　　・焼き魚
　　　・カレー風味レバー

【副菜】
<注意>
・緑黄色野菜を十分に
・海草・きのこ類もたっぷり
・いも類は食物繊維源
　例　・湯通し厚揚げ
　　　・こんにゃく田楽
　　　・ひじき煮物
　　　・温野菜かつおぶしかけ
　　　・海草サラダ
　　　・おから炒り

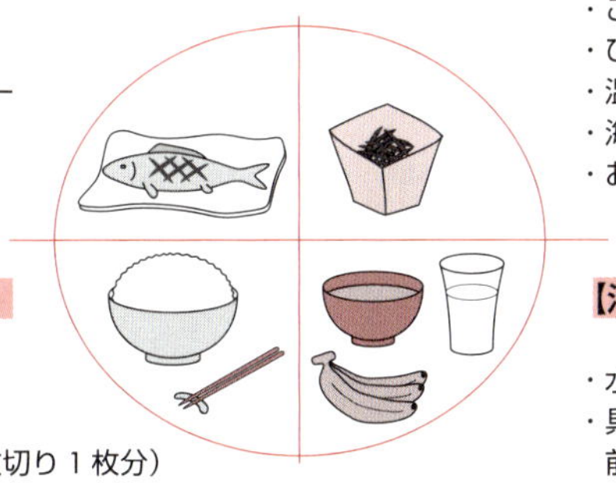

【主食】
米飯一杯（110 g）に相当
　例　・おかゆ 220 g
　　　・五分がゆ 440 g
　　　・食パン 60 g（6枚切り1枚分）
　　　・うどん（ゆで）160 g（1人前分）
　　　・スパゲッティ（ゆで）100 g（1人前）
　　　・コーンフレーク 40 g（茶わん1杯）
　　　・ジャガイモ 200 g（中2個）

【汁物・デザート】
<注意>
・水分を多めに
・具だくさんの汁物を食事の前に
・低脂肪，無糖製品を
・果物は間食に
　例　・ホウレンソウのスープ
　　　・ワカメの味噌汁
　　　・低脂肪牛乳
　　　・無糖ヨーグルト

基本：主食量で調節し，貧血予防のためにタンパク質，ビタミンC，鉄を多くとる．
　　　食事回数は3回を原則とする．

体脂肪が減少し，かつ除脂肪組織を減少させないような減量を行うため，以下の点に注意する．①筋力は維持されているか(体力テストの実施)，②スピードと敏捷性は保たれているか(運動能力テストの実施)，③トレーニング終了時に疲れきっていないか，④注意力散漫，居眠りなど生活態度に変化がないか，⑤性格に変化がないか(表情の乏しさ，嘘をつく)などである．

E. スポーツ障害の回復期の食生活

オフシーズン期の食事と同様に，外傷や挫傷，肉ばなれ，筋肉痛などの修復のために良質のタンパク質，皮膚の再生促進，結合組織のコラーゲン合成促進のためのビタミンAやC，ならびに抗酸化作用を有するビタミンC，Eの摂取に努め，かつ体重増加をきたさないよう注意する．

---

1) 運動時のエネルギー摂取量はエネルギー消費量に合わせる．
2) 栄養素の摂取は日本人の食事摂取基準(2010年版)を基準とする．
3) 基礎体力強化期，試合期など目的に応じた食事内容とする．
4) 筋肉量を増加させるには適切なタンパク質摂取と休息が大切である．
5) 水分摂取は発汗量に合わせる．
6) 栄養補助食品に頼ることなく日常の食事に注意を払う．

7. 運動すると疲れる：運動と疲労

　激しいスポーツを続けると徐々に力が出なくなり，ペースも落ちてくる．短い距離を全力疾走すると数秒間しか続かず，体全体がぐったりする．このような「疲れた」という現象は日常生活においてもしばしば起こる．運動と疲労の問題はスポーツ選手だけでなく，一般の人の健康管理のうえでも大切な課題である．

　従来より競技スポーツでは，運動による疲労は悪者扱いにされているが，運動をしてもまったく疲労を感じないということは，むしろ危険である．なぜならば，疲労は体の限界を超えた活動にブレーキをかける防御的機能を果たしているからである．したがって，覚醒剤や興奮剤を服用し疲労を感ずることなくいつまでも走り続けると極度の消耗が起こり，最後には死に至ってしまう．

7.1 「疲れた」とは何か

　疲労感は，身体的または精神的活動能力の低下や生理的変化と必ずしも合致しない．単調な活動によって起こる退屈感や倦怠感(けんたいかん)とは区別しなければならない．好きでないこと，得意でない競技や夢中になれないときにはたいした活動量でなくても疲れやすい．一方，楽しい雰囲気のなかで幸せな気分でスポーツをしている場合は，疲れを忘れてナイスプレイが続出するばかりか，逆に疲れも飛んでしまうことすらある．退屈感は生活環境によってひき起こされるもので，不満，飽き，無関心，倦怠などによって特徴づけられる．このように疲労感と退屈感には大きなちがいがある．「運動と疲労」に関しては，以下のようにまとめられる．

① 運動負荷を伴わない場合は筋疲労とはいわない．運動による筋疲労は仕事量の減少をひき起こす．
② 疲労は病気ではなく，休息によって容易に回復し，元の元気な状態に戻るものである．
③ 疲労感を起こすことによって，オーバーワークにブレーキをかけ，病的状態

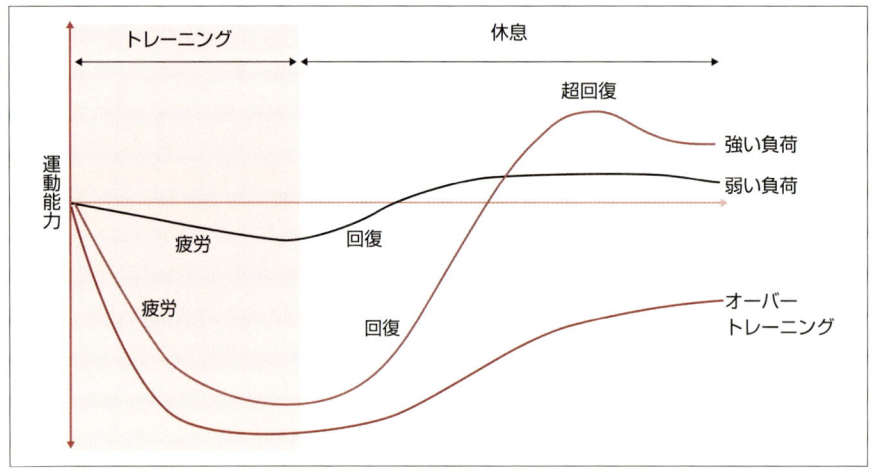

図 7.1 トレーニング後の疲労回復（超回復）
運動の負荷が小さければ超回復は少なく，負荷が大きければ超回復も大きい．しかし，負荷が大きすぎると疲労が回復せず慢性疲労となり，超回復も期待できない．

にならないように事前に防止している．すなわち，疲労は体の安全防御装置として働いている．しかし，疲労が積み重なると過労となる．

④ 「運動→疲労→休養→疲労回復→運動」の繰り返しトレーニングは，体力増強と，疲労が起こるまでの運動量を増加させる．トレーニングは，体を一時的に疲労させたのち，休息によって完全に回復することにより，運動能力や体力を元の状態よりも高い水準（超回復）にすることである．トレーニングでは，疲労を恐れては十分な効果を望むことはできない．しかし，オーバートレーニングになれば疲労も大きく，回復が遅くなり，超回復効果も消失してしまうので，選手の疲労度，コンディションに注意しながら，積極的にハードなトレーニングを実践して，その後に完全な疲労の回復方法を考えるべきである（図 7.1）．

7.2 「疲れる」原因は何か

「疲れ」を客観的に評価する生体パラメータがないため，「疲れたとはどういう状態か」がはっきりしておらず，「疲れ」の原因も明確ではない．「疲れ」のしくみには諸説がある．

A. 疲労物質の蓄積説

運動の結果として蓄積される物質が疲労の原因となるという考え方である．

a. 乳酸，ケトン体

激しい運動時に，解糖系で多量に産生されたピルビン酸をクエン酸回路（TCA 回路）で処理しきれないと，筋肉中に乳酸が蓄積する．乳酸の蓄積による筋肉の酸

図7.2 血中乳酸値とCO₂産生量におよぼす運動強度の影響
運動強度を徐々に高めていくと，血中乳酸濃度が急上昇する点があり，これを乳酸性作業閾値(LT)と呼ぶ．LT以下の運動は純粋な有酸素運動で，高齢者でも安全に行える．

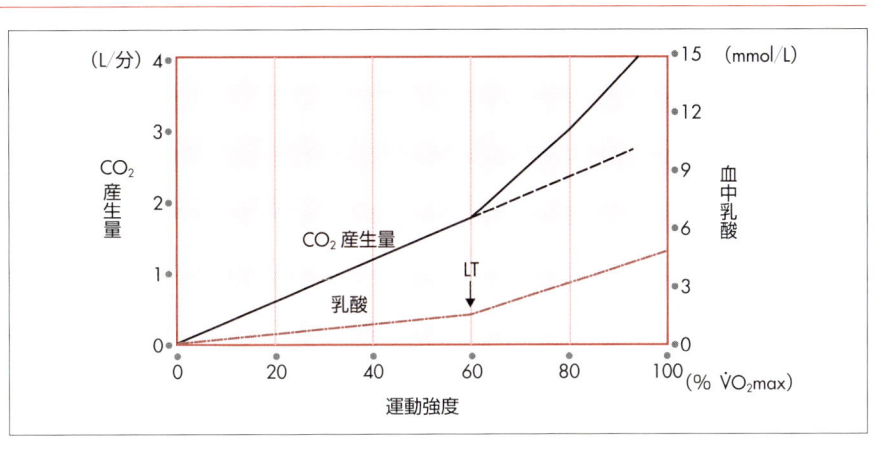

表7.1 持久性運動による血中および尿中ケトン体などの増加

食事内容	測定項目		
	血中ケトン体 (mg/L)	尿中ケトン体／クレアチニン比 (μg/mg)	最大酸素摂取量 (mL/kg 体重/分)
高糖質食	9.8 ± 1.7	13.2 ± 2.1	52.0 ± 1.5
高タンパク質食	12.4 ± 1.6	35.4 ± 3.5	52.5 ± 1.7
高脂質食	18.0 ± 1.4	53.2 ± 10.5	47.6 ± 1.4

(加藤，田口ら，1994)

性化(アシドーシス)は筋肉疲労の原因になる．図7.2に示すように，運動強度の増大に伴って解糖系の代謝で産生される乳酸とCO_2が急激に増加する．筋肉中の乳酸蓄積が0.3%以上に達すると筋肉は最大疲労状態に陥り，硬直して収縮不能となる．また，糖質の中間代謝産物の乳酸値の上昇は，見かけ上の血糖増加とほぼ同じで，脂肪組織からの脂肪酸の動員が抑制される．しかし，最大酸素摂取量($\dot{V}O_2max$)の50～60%の持久性運動では，「疲れた」ときの血中乳酸濃度と筋肉の乳酸蓄積量がそれほど多くなくても筋運動ができなくなることから，筋疲労と乳酸の蓄積量は一致しない場合もある．酸素の供給が十分な状態では，乳酸はミトコンドリア内のクエン酸回路に入って大量のATPを生み出す．また，乳酸は肝臓でグルコースに再合成され，再び筋肉の活動エネルギーとして利用される(コリ回路という．p.48 図5.4参照)．つまり，乳酸の"処理能力"は運動能力と疲労回復力に直結している．持久的トレーニングによってミトコンドリア濃度の高い遅筋線維(赤筋)を鍛えると，乳酸の代謝処理が亢進し，筋肉中と血中の乳酸が増加しにくくなる．

　表7.1は食事組成と持久性運動時の血中および尿中のケトン体の関係を示したものである．脂肪酸がβ酸化されて，エネルギー源として利用されるときに，一部が不完全燃焼してアセト酢酸やアセトンなどのいわゆるケトン体が生成される．これらは血液を酸性化し，疲労を誘発させる．表7.1の結果から，ケトン

体の生成と蓄積を促す食事（高脂肪食）は持久性運動を低下させると考えられる．

b. アンモニア

運動中は，プリンヌクレオチド回路と呼ばれるエネルギー産生系によって筋肉でのアンモニア生成が高まる（p. 52 参照）．アンモニアが蓄積すると，解糖系のホスホフルクトキナーゼが活性化されて解糖が進み乳酸の生成が促進する．さらに，アンモニアはクエン酸回路の α-ケトグルタル酸に結合してグルタミン酸になることにより，クエン酸回路の回転を阻害する．アンモニアは筋肉の活動力を低下させるだけでなく，さまざまな代謝や中枢機能に悪影響をおよぼす．

c. セロトニン

運動後の中枢性疲労は，脳内のセロトニン濃度の増加によってもひき起こされると考えられている．セロトニンはトリプトファンから合成されるが，血中のトリプトファンはアルブミンと結合した状態で存在しているため血液－脳関門を通過することができない．しかし，長時間の運動によって脂肪組織から大量の脂肪酸が血中に放出されると，トリプトファンと結合していたアルブミンが脂肪酸の結合に回され，血中に遊離トリプトファンが増加する．トリプトファンの脳内取り込みは，分枝アミノ酸と同じ輸送体を介し競合しているが，運動時は血中の分枝アミノ酸濃度が低下しているため，相対的にトリプトファンの脳内取り込みが増加する．つまり，運動によって脳内に取り込まれるトリプトファン量が増え，それを原料に合成された大量のセロトニンが「疲れ」や「だるさ」の原因となる．一方で，セロトニンは無理な運動へのブレーキ的役割を果たしていると考えられている．

d. 活性酸素

酸素は，エネルギー産生や生命維持に不可欠であるが，ミトコンドリアの電子伝達系では，消費される酸素の2～5%程度が活性酸素になる．運動時の酸素消費量は安静時の10倍以上に増加するため，活性酸素の生成も同時に増加する．無酸素状態の著しい運動時には，キサンチンオキシダーゼが活性化され活性酸素の産生が増大する．実際に，激しい運動を行った直後の血中過酸化脂質濃度は増加することが観察されており，運動によって発生した活性酸素やフリーラジカルが筋肉中の脂質を過酸化し，運動機能を低下させている．

活性酸素は，病原菌を殺菌するなどの生体防御に重要な役割をもつ反面，過剰に発生すると体力や免疫力低下の原因となる．そのため，生体には活性酸素から身を守るために，グルタチオンペルオキシダーゼのような抗酸化酵素や，グルタチオンやビタミンEなどの抗酸化物質が存在する．肝臓は，抗酸化酵素の活性が高い臓器である．しかし，運動中は肝臓よりも骨格筋の酸素摂取量が高いため，運動や過労によって大量に発生した酸化ストレスは，おもに骨格筋の機能低下を惹起している可能性がある．

また，屋外での運動や海水浴によって太陽光に長時間曝露されると，強い疲労感や倦怠感に襲われる．これは紫外線に対する応答反応であり，疲労感をもたらすとともに免疫能も低下する．

B. エネルギー源の消耗説

筋収縮のエネルギー源である ATP は，筋肉中に少量しか存在せず，約 2 秒間の最大収縮で枯渇する．ATP の再合成能力が運動継続の鍵を握っており，筋肉でのエネルギー需要と供給のアンバランスは筋疲労を誘発する．ATP 産生のエネルギー源として，短時間・瞬間的なパワーにはクレアチンリン酸，長時間では脂肪酸，その中間では肝臓・筋肉のグリコーゲンが利用される．クレアチンリン酸は骨格筋にわずかしか存在しないため，数秒しか運動を継続できない．グリコーゲンやグルコースをピルビン酸や乳酸にまで分解する解糖系は，無酸素状態で ATP を産生することができるため短距離走などの瞬発力競技では最も重要なエネルギー供給経路である．しかし，体内に貯蔵されている糖質の量には限りがあり，この系のみで長時間運動を継続することは難しく，低強度・長時間にわたる運動では，酸素を利用したクエン酸回路によって脂肪酸を利用する．糖質の供給が低下すると，解糖系の進行が遅れるだけでなく，ピルビン酸由来のオキサロ酢酸による酸化過程（クエン酸回路）が抑制されるため，一連の運動継続には筋肉グリコーゲン量が密接に関係している．

スポーツ活動により肝臓のグリコーゲンが消耗すると低血糖になり，空腹感と疲労感を覚えてくる．そのときに糖質を補給すると疲労感が少なくなる．肝臓は骨格筋と並んでグリコーゲン貯蔵庫で，肝臓グリコーゲンの蓄えが少ないときは低血糖になりやすく疲労しやすい．

エネルギー産生に関与するビタミン B 群（補酵素）の消耗も疲労感を増長させる．ビタミン B 群のビタミン B_1，B_2，B_6，B_{12}，ナイアシン（ニコチン酸），パントテン酸，ビオチン（ビタミン H），葉酸は，三大栄養素からのエネルギー産生過程と，乳酸・ケトン体処理の補酵素として働いている（p. 57 図 5.6 参照）．エネルギー消費量が増大する運動時は，ビタミン B 群が大量に消耗する．

C. 物理化学的変化

発汗により水分や電解質が失われ，浸透圧が変化する．また，身体活動時に二酸化炭素の産生が増加すると，$CO_2 + H_2O \rightarrow H_2CO_3 \rightarrow H^+ + HCO_3^-$ の反応が進み，H^+ を上昇させる．さらに，代謝が亢進し，乳酸，リン酸，硫酸などの酸の産生が高まる．これらはいずれも体液を酸性にするが，酸塩基平衡の変化は疲労の原因になると考えられる．

D. 生体恒常性の失調

生体の恒常性(ホメオスタシス)は自律神経や内分泌系により調節されている．激しい運動は生体にとってストレスとなり，恒常性を乱す原因となる．ストレス時には視床下部・下垂体・副腎皮質系が反応し，過度の運動や有害な刺激に対して抵抗性を示す．しかし，その調節が破綻すると，恒常性を保つことができなくなり，疲労を生じる．副腎に障害のある人はストレスに弱く，疲れやすいことが知られている．

E. 神経機能の失調

骨格筋，呼吸，循環，その他を調節している自律神経系や中枢神経系の機能障害により，全身の協調が失われ，疲労を発現するという説である．運動によって疲労が起こると大脳の機能である思考力や集中力が低下する．

7.3 「疲労」もいろいろ

A. 肉体疲労と精神疲労

肉体疲労とは，体を動かすような運動や作業を行ったときに見られる疲労であり，筋肉などに現れる．これに対して，大脳がおもに働く精神作業を行ったときに現れる疲労を精神疲労と呼ぶ．競技スポーツ活動では，肉体疲労はもちろん大きいが，同時に試合時の精神的緊張もあるので，精神疲労も相当なものとなる．また，最近の生活環境では体を使う機会が少なくなり，むしろストレスによる精神疲労が多くなりつつある．

B. 局所疲労と全身疲労

体のある部分，たとえば指などの特定の筋肉，目や耳などをとくによく使う作業を繰り返し行ったときに局部的に起こる疲労を局所疲労という．これに対して，全身を使うような運動では全身疲労を生じる．しかし，局所疲労も強度になるとやがては全身疲労に移行し，そのまま放置しておくと慢性疲労になる．

C. 急性疲労と慢性疲労

疲れが早く現れるが，回復の早い，一過性の疲労を急性疲労という．通常のスポーツによる疲労の多くは急性疲労である．一方，回復が遅く，翌日または数日後まで持ち越す疲労を慢性疲労という．慢性疲労は全身性の疲労が多く，また，

蓄積疲労のタイプに属する．

7.4 疲労の評価

疲労度を判定する方法は数多くあるが，自覚症状を調べるもの，他覚的症状によるもの，生理機能検査法，血液や尿の生化学的検査法などがある．ここでは，そのおもなものをあげる．

A. 自覚症状調査

疲労感の判定法にはいくつかの方法があるが，表7.2に日本産業衛生学会の調査票を示す．この票は，産業現場労働者の疲労感を調べるために開発されたものである．25項目からなっており，「まったくあてはまらない」から「非常によくあてはまる」の5段階で回答させ，「ねむけ感」「不安定感」「不安感」「だるさ感」「ぼやけ感」の5群に分け疲労状況を評価する．

B. 他覚的症状観察

疲労は心身の機能低下であり，疲労すると作業能率の低下や運動能力が低下する．その検査法の例として，一位加算法テストがある．これは，数字を無作為に並べておき，左端から一桁目の数字とその隣の数字の足し算を行わせ，その和の一桁目の数字を書かせ，その作業を次から次へと行わせるものである．

その他，作業者の作業行動を調査者がつきっきりで観察し，その行動の変化から疲労の程度を判定する方法もある．

表7.2 自覚症状しらべ

1	頭がおもい	10	あくびがでる	19	腕がだるい
2	いらいらする	11	手や指がいたい	20	考えがまとまりにくい
3	目がかわく	12	めまいがする	21	横になりたい
4	気分がわるい	13	ねむい	22	目がつかれる
5	おちつかない気分だ	14	やる気がとぼしい	23	腰がいたい
6	頭がいたい	15	不安な感じがする	24	目がしょぼつく
7	目がいたい	16	ものがぼやける	25	足がだるい
8	肩がこる	17	全身がだるい		
9	頭がぼんやりする	18	ゆううつな気分だ		

［資料：日本産業衛生学会産業疲労研究会，2002］

C. 生理機能検査法

a. 膝蓋腱反射

膝蓋腱をハンマーでたたくと，下腿が伸展してもち上がる反射を利用した方法である．疲労すると神経や筋紡錘の機能が低下するため，反応閾値が上昇し，膝蓋腱反射を起こさせるのに必要な力が増すことを利用したものである．

b. フリッカー検査

目の前で光を点滅させ，その周波数を増していくと，光が散らつき始め，ついには連続光として見えるようになる．そのときの周波数をフリッカー値という．疲労すると視覚中枢の興奮性が低下し，フリッカー値は低くなる．

c. 筋電図

静的作業における局所の筋疲労の判定に有用である．疲労すると筋電図に周波数の低い波が増す（徐波化）．

d. 脳波

精神疲労の検査に有効である．大脳皮質が活発に活動しているときは周波数の高い脳波が多いが，眠気をもよおすと低い波が増す．

D. 生化学的検査法

a. 尿検査

(1) ドナジオ反応　疲労すると，結合組織の変性によると思われる糖タンパク質が尿や脊髄液中に増加する．尿または脊髄液にチオニン色素とモリブデン酸アンモニウム液を加え，色素の沈殿阻止を観察するものである．

(2) タンパク質尿　疲労すると尿中にタンパク質が検出される．尿中のタンパク質をスルホサリチル酸により凝固させ，その白濁の程度により疲労度を判定する．

b. 血液検査

特異的な指標となるものはないが，比重，赤血球数，白血球数，血糖，電解質などが測定される．

7.5 疲労の予防と回復方法

A. 疲労の予防

a. 規則正しい生活習慣

体のリズムにあった規則正しい生活習慣は疲労予防と回復の基本となる．睡眠

不足や暴飲暴食は，運動能力を低下させる．

b. トレーニングによる体力づくり

トレーニングによって積極的に体力の強化を図ると，最大酸素摂取量($\dot{V}O_2max$)を増加させ，筋肉および全身の持久力が向上し，疲労の予防と軽減につながる．

c. 調和のとれた栄養管理

日々の栄養管理は肉体疲労のみでなく，精神疲労の回復・予防にも関係している．食事は運動の2～3時間前にとることが適切である．グリコーゲンの貯蔵量が多いほど全身持久力が高く，疲れにくい．運動前に糖質を十分に摂取し，筋肉や肝臓にグリコーゲンを蓄えておくとよい．また，分枝アミノ酸(バリン，ロイシン，イソロイシン)は，運動時の補助的な筋肉エネルギーとして利用され，筋タンパク質の分解を抑える．分枝アミノ酸は脳内へのトリプトファンの取り込みと競合し，中枢性疲労の原因となるセロトニン合成を抑制させる可能性がある．

d. 熱中症の予防

運動中は，大量の発汗が長時間持続し，高温多湿の環境にさらされることが多いため，熱中症の危険が高まる．熱中症の中でも重症の日射病(熱失神)や熱射病では，めまいや吐き気，ショック症状が起こり，急激に悪化して命の危険につながる．適切な水分補給とあわせて，運動時のうつ熱(熱の放散を妨げる)をさけ，圧迫による血流障害を防ぐうえからも通気性のよいゆったりした衣服の着用が望ましい．また，炎天下では，日除けの帽子や木陰を利用しての休息が必要である．

B. 疲労の回復

疲労回復の中心は休養と栄養であり，ほかに入浴・マッサージなどの物理的方法や積極的休養法があげられる．

a. エネルギー源の補給(栄養)

筋肉のグリコーゲンが減少すると疲労度は高まる．これを回復させるためには高糖質の食事が効果的である．筋グリコーゲンの回復は運動直後に最も速やかに行われる．脂質とタンパク質だけの食事では，筋グリコーゲンの回復は極めて不十分である(図7.3)．

b. 休養と睡眠

最良の休養方法は睡眠であり，7～8時間の睡眠が必要である．夏は疲労しやすいので，昼寝をすることも賢明な方法である．

一方，運動による疲労は休息によって回復する．この場合，急に静止状態になる(消極的休息)よりも，気分転換になるような軽い運動(積極的休息またはクーリングダウン)を行うほうが疲労回復に効果的である．

クーリングダウンの運動強度は，運動で増加した乳酸が最も速やかに処理される30～50% $\dot{V}O_2max$ が適当といわれている．

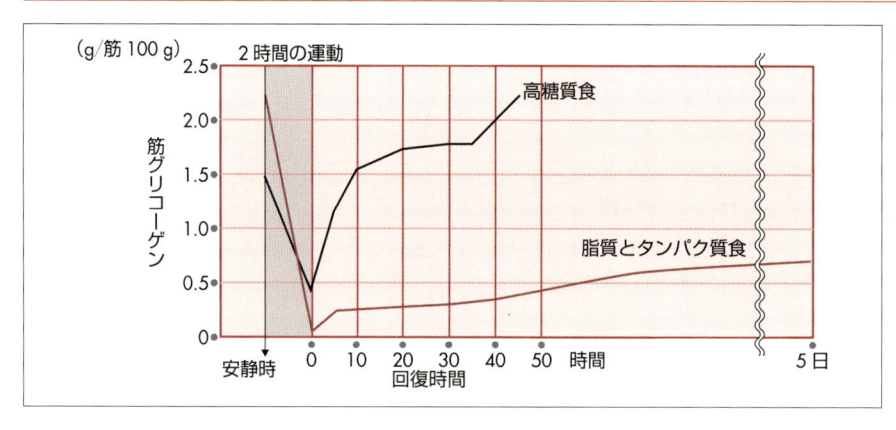

図7.3 持久性運動後のグリコーゲンの回復過程における食事の影響（ピール，1974による）

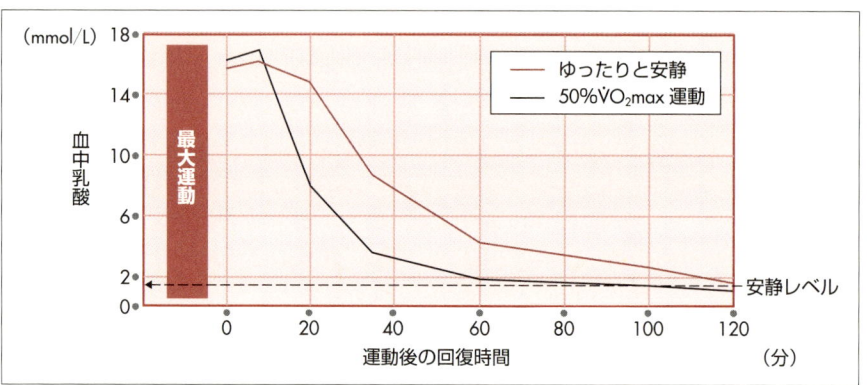

図7.4 激しい運動後に50％ $\dot{V}O_2max$ のクーリングダウンを行ったときの血中乳酸の変動（ウィルモア，コスティル，1988による）

図7.4に示すように，疲労物質である乳酸は運動後すぐに安静状態に戻るよりは，軽いジョギングや歩行などを行ったほうが速く除去される．たとえば蓄積された乳酸の1/2量を静止休息により除去するための所要時間は，積極的休息の2倍もかかる．

c．入浴，マッサージ

入浴・マッサージは心理的効果もあり，肉体疲労とともに精神疲労の回復にも効果的である．とくに温浴は温熱刺激が全身の血行を促進させて疲労物質を除去し，筋の緊張を和らげる．

d．嗜好品

茶，コーヒーにはカフェインが含まれ，疲労回復によい．アルコールも少量であれば末梢血管を拡張させ，血行をよくする．タバコはむしろ末梢血管を収縮させ，呼吸・循環機能に悪影響をおよぼすなど疲労回復にマイナスとなる．

つねに疲労回復を適切に行わないと慢性化して病的な状態に陥りやすい．疲労の回復で大切なことは疲労のメカニズムを知り，運動後にはしかるべき疲労回復の対策を講じることである．

1) 疲労は病的状態ではなく，休息によって元の元気な状態に戻ることができる．疲労が重なると過労になる．
2) 疲労は体の安全システムとして働いている．
3) 疲労の原因は，疲労物質の蓄積やエネルギー源の消耗が主である．
4) 運動による疲労は，休息によって回復する．この場合，安静にしているよりも，気分転換になるような軽い運動(積極的休息またはクーリングダウン)を行うほうが疲労回復にいっそう効果的である．

8. 暑さ・寒さ，気圧と運動：運動と環境

8.1 運動すると体温はどうなる

A. 熱の産生と放散

　ヒトのような恒温動物では，熱の産生と放散のバランスをとり，身体内部の温度を一定に維持している．安静時の熱の産生は大部分が内臓，とくに肝臓，腎臓，心臓，呼吸器や中枢神経系などで行われ，骨格筋代謝による産熱量は全体の約25％である．しかし，運動時には骨格筋が収縮し，それに伴って産熱量は大きく増加する．中等度の運動の場合，筋収縮による産熱量は全体の75％以上にもなる．運動により大量に生じた熱は，血流によって体内に配分され，全身の体温を上昇させる．熱は放射，伝導・対流，蒸発によって体外に放散される．このような一連のしくみを体温調節という．産熱量と放熱量のバランスがとれて，ほぼ一定の体温(37℃)が維持されている(熱平衡)．

B. 体温調節の範囲

　体温調節作用は環境条件によって異なり，ある温度範囲では暑さや寒さによる不快感がなく，戦慄(ふるえ)や発汗などによる体温調節の必要はない．ただ皮膚血管の伸縮反応のみで体温を正常に維持できる．このような環境温の範囲(28～32℃)を中性温度域あるいは熱中和温域という(図8.1)．

　環境温が低下すると，皮膚血管の収縮だけでは放熱量の増加を防げなくなり，代謝を亢進させることによって産熱量を増加させ，体温を維持する．そこでこの温度範囲を化学調節域という．逆に環境温が上昇すると，皮膚血管が拡張するとともに発汗が起こり，おもに気化熱の放散によって体温が維持される．このような温度範囲を物理調節域という．

図 8.1 体温調節の範囲区分

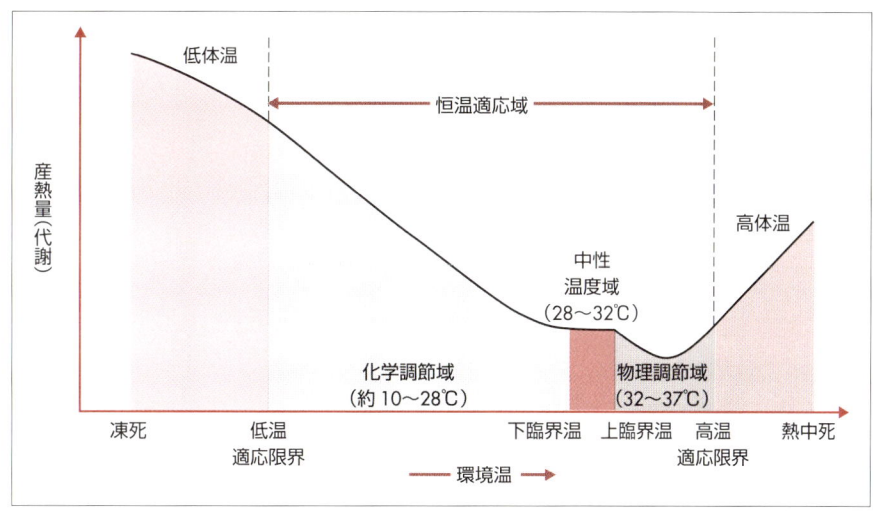

中性温度域，化学調節域および物理調節域をあわせて恒温適応域という．この適応域の上限を高温適応限界，下限を低温適応限界と呼び，これら限界を超えると高体温または低体温になる．

8.2 温度や湿度が高いとき

体温は視索前野・前視床下部にある体温調節中枢の働きによって以下のように調節されている．

A. 熱の放散

熱の放散は放射，伝導・対流，蒸発により行われる．

a. 放射（輻射）

皮膚の表面から離れた物体に熱が放散される（放射）．この放射による放熱量は体表面積の大きさに比例する．腋窩部や大腿部の内側では接触している部分があり，実際に放射を起こす有効体表面積は全体表面積の 70 〜 80% とされている．

放射，伝導・対流による放熱量は環境温の上昇とともに減少し，平均皮膚温である 36℃ に達すると放散は負（マイナス），すなわち外部の熱を取り込み体内温が上昇するようになる．

b. 伝導と対流

皮膚表面に接している空気は体温により温められる（伝導）．温められた空気は上昇していき，代わりに比較的冷たい空気が下から体表面を包み込む（対流）．この現象の繰り返しによって，皮膚から熱が奪われて体温は低下する．

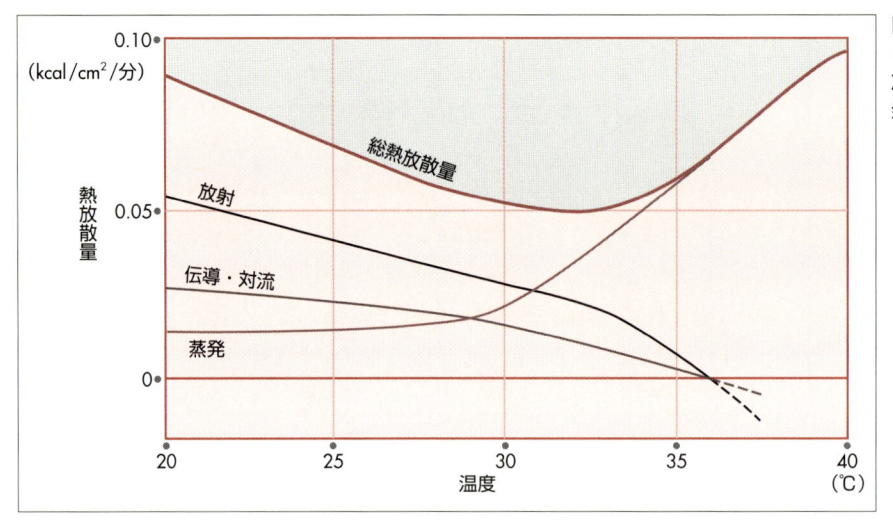

図 8.2 環境温のちがいにおける総熱放散量と放射，伝導・対流，蒸発の割合

ただし，皮膚温（シェル温，36℃）よりも環境温が高ければ，逆に体内に熱が流入する．

c. 蒸発

体からの水分の喪失は発汗のない「不感蒸泄」と「発汗」に分けられる．不感蒸泄によって皮膚の表面および肺からは1日に約900 mLの水分が失われるが，これに伴って500 kcalあまりの熱が奪われる．

体温上昇によって発汗が起こり，その水分が蒸発するときに皮膚の表面から水1 gあたり0.585 kcalの気化熱が奪われる．ただし，発汗が起こっても，汗が流れ落ちてしまって蒸発しない場合は無効発汗といい，体温低下効果は非常に少ない．

一般に，発汗は環境温が29℃になると始まり，36℃以上になると蒸発が熱放散のすべてを占めるようになる（図8.2）．

B. 暑いときの体の変化

a. 暑さに対する適応

環境温が高いと皮膚温や身体内部の温度（核心温）が上昇する．このとき温熱中枢により体温調節が行われる．まず皮膚血管が拡張し，皮膚温はさらに上昇する．そして皮膚表面から放射，伝導・対流による熱放散が起こる．その結果，皮膚温は下がり，引き続いて核心温との間で熱交換が行われて核心温は正常範囲に回復する．このように皮膚温と核心温の間で熱交換は繰り返し行われるが，放射，伝導・対流のみでの体温維持が困難になると，発汗を中心とした熱放散が始まって核心温の恒常性を維持しようとする．

体温調節中枢には体温を一定に維持するようなセットポイントがあると考えら

れている（セットポイント説）．このセットポイントとは，環境温とは無関係に設定された体温のことであり，このセットポイントを一定に維持するために放熱と産熱はバランスがとられている．

b. 暑さに対する馴化（適応）

暑い環境に長期間さらされると，熱の放散を速やかに行うために発汗の始まりが早くなり，また発汗量も多くなり馴化を示すようになる．持続的運動を行う運動選手，たとえばマラソン選手などは，核心温が高温になる機会が多い．これらの選手では，比較的低い核心温の段階で発汗と皮膚の血管拡張が起こり，運動開始後の早い段階で熱放散が高められるように馴化していると考えられる．

C. 暑いときの運動はいけないか

環境温が高いと放熱量は少なくなり，その結果として核心温は上昇する．この状態が長く続くと次にあげるような障害をひき起こすことがある．

a. 熱中症

高温・多湿の環境では，発汗による熱放散が低下し，体内に熱がこもった状態となる．

熱中症の徴候には，口渇，倦怠感，胸苦しさ，頭痛，悪心，嘔吐，四肢のしびれ，心拍数増加，血圧上昇・下降などがあり，進行すると発汗停止，心臓衰弱，痙れん，昏睡などを起こし，最悪の場合には死に至ることもある（表8.1）．

b. 脱水症

運動時には，発汗に伴い水分が失われる．しかし水分の補給が十分でなければ脱水症をひき起こし，血液は濃縮される．脱水症の症状は，脱力，倦怠感，食欲減退，体重減少，皮膚温と核心温の軽度の上昇などである．処置は主として水分補給である．

表8.1 熱中症の症状と重症度分類

分類	程度	従来定義	症状
Ⅰ度	軽症	熱失神（熱虚脱）	大量の発汗 めまい・失神：「立ちくらみ」という状態で，脳への血流が瞬間的に不十分になった状態．
		熱痙れん	筋肉痛・筋肉硬直：「こむら返り」のことで，その部分の痛みを伴う．発汗に伴う塩分（ナトリウムなど）の欠乏による．
Ⅱ度	中等症	熱疲労（熱疲弊）	頭痛・気分の不快・吐き気・嘔吐・倦怠感・虚脱感：体がぐったりする，力が入らないなどの状態．
Ⅲ度	重症	熱射病	意識障害・痙れん・手足の運動障害：呼びかけ，刺激への反応異常，まっすぐ走れない・歩けない状態． 高体温
		日射病	上記のうち，太陽の光・熱が原因のもの．

［資料：環境省，熱中症環境保健マニュアル 2009］

c. 低ナトリウム血症

高温環境下で長時間運動を行うと，発汗に伴って大量のナトリウムイオン(Na^+)や塩素イオン(Cl^-)が失われる．この状態で水分のみを補給すると，血液が希釈され，血液中のNa^+やCl^-濃度はさらに低下する．このようなことが繰り返されると，発汗によって血液濃縮が起こっても血液中のNa^+やCl^-濃度は上昇せず，さらに倦怠感，悪心，嘔吐，下痢，筋肉の痙れん，脱力感，食欲減退，めまい，失神などを起こすようになる．

8.3 環境温が低いとき

A. 寒いときの体の変化

環境温が中性温度域(28〜32℃)以下になると，まず第1段階として，体表面からの熱放散を減らすために皮膚血管の収縮が強くなる．さらに手足などの末梢部の皮膚温が低下すると，代謝亢進(内臓56%，脳16%，筋肉18%，その他10%)によって体温調節を行う．

寒さによって皮膚が刺激されると，その刺激が視床下部の寒冷中枢を刺激し，下垂体から副腎皮質刺激ホルモンや甲状腺刺激ホルモンが分泌される．これらがコルチコイドやチロキシン分泌を増加させ，最終的に肝臓などの内臓の熱産生(非ふるえ産熱)を高める(化学的体温調節)．ただし，このシステムは内分泌性調節であり，応答が遅い．

非ふるえ産熱のみで体温の維持ができなくなると，反射的に筋収縮(ふるえ)が連続的に起こり，熱を産生する(ふるえ産熱，安静時の2〜3倍)．このシステムは神経性調節であり，応答が速い．

環境温が低い場合の適応域は15〜26℃と個人差があり，皮下脂肪量などの体組成，慣れ，健康状態などによって左右される．また，湿度，気圧，気流などの環境条件によっても変化する．

B. 寒いときの運動に気をつけよう

環境温が低いと，皮膚血管の収縮によって熱放散を防ぐ．したがって，寒いときに運動を急に行うことは収縮している末梢血管に必要以上の血圧をかけることになり，末梢血管障害を起こす危険性が増す．そこで環境温が低いときは，適当な衣服を着用することでその内部環境(被服内気象)を18〜24℃の快適条件範囲に近づけ，皮膚血管収縮による放熱調節範囲を拡大するとよい．また低温環境下では，手，足，耳，鼻などの末梢部が露出していると，その部分の皮膚血管の血

流量が著しく低下して凍傷が生じる．

8.4 圧力が高いとき

A. 水に潜ると呼吸が変わる

　水中では，水深が 1 m 増えるごとに水圧が 0.1 気圧(76 mmHg)ずつ増加する．液体は圧力が加わっても体積を変えない非圧縮性であり，周囲に圧力が伝わり，同じ深さではすべての方向に等しい圧力がかかる．

　一方，ヒトの場合，その組織や体液は水と同じく非圧縮性であるが，呼吸により体内に取り込まれる気体は圧縮性であるから，圧力が加わると体積を変える．つまり，気体の入っている肺胞などは圧縮性で，その体積は変化する．たとえば，水深 20 m に潜水した場合，この深さでの気圧は 3 気圧(大気圧 1 ＋水圧 2)である．その結果，(760 × 3 ＝ 2,280 mmHg)の圧縮空気を吸うことになる．したがって，

　　　窒素分圧*　　　　　2,280 × 79.04 / 100 ≒ 1,802 mmHg
　　　酸素分圧*　　　　　2,280 × 20.93 / 100 ≒ 477 mmHg
　　　二酸化炭素分圧*　　2,280 × 0.03 / 100 ≒ 0.7 mmHg

となり，大気中にいるときよりもこれら気体は血液や組織の中に溶け込みやすくなる．また，水圧が増して肺が圧迫され，残気量が減少する．

　　　* 大気中の N_2 は 79.04％，O_2 は 20.93％，CO_2 は 0.03％として計算

　また，肩まで水中に入って立っていても，肺活量は約 10％，予備呼気量は約 70％，機能的残気量は約 45％ほど減少する(図 8.3)．この理由は，呼息時には水

図 8.3 陸上と水中(肩まで水没)の立位での呼吸機能
私たちは大気中においてもつねに圧力を受けているが，水中ではさらに多くの圧力を受ける．

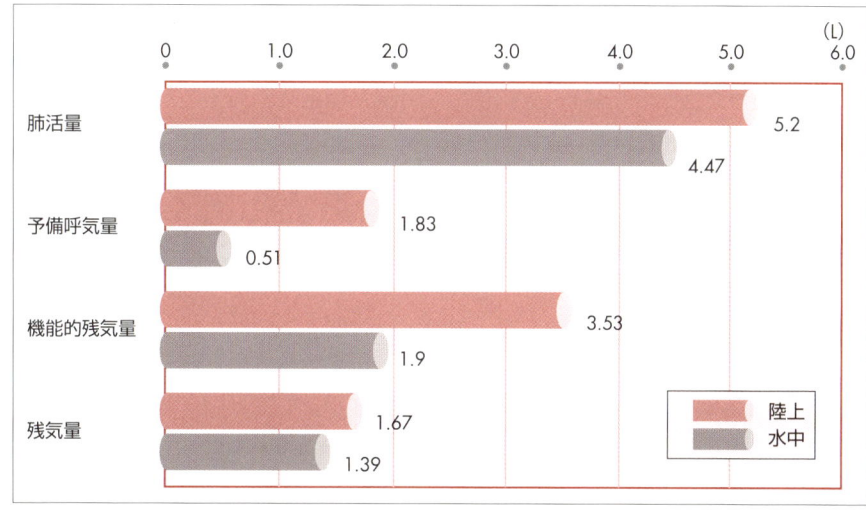

	陸上	水中
肺活量	5.2	4.47
予備呼気量	1.83	0.51
機能的残気量	3.53	1.9
残気量	1.67	1.39

(単位: L)

圧が加わって排気が起こるが，吸息時には水圧に逆らって吸入するためである．

B. 吸ったガスに気をつけよう

不活性ガス(窒素，アルゴン，ネオンなど)は中枢神経を麻痺(まひ)させる．とくに窒素は大気中の分圧が高いので影響も大きく，潜水時に通常の空気を吸入していると，窒素(79.04%)の影響を受けやすく，潜水深度による圧力変化から種々の症状が現れる．さらに急速潜水や体調などによって悪化する．このような症状を予防するためには，耐性が身につくように潜水を繰り返すことやヘリウム(92%)と酸素(8%)の混合ガスを用いるのがよい．

一方，潜水中に急浮上を行うと，血液中に溶解した窒素が急激な気圧の低下によって血液中に気泡となって現れる．この気泡が血流を阻害し，筋肉や関節の痛み，脳の麻痺などを起こさせることがある．これが潜函病(せんかんびょう)である．症状の強さは潜水深度，滞在時間，浮上速度などのちがいによって異なる．潜函病を防ぐには，血液中に気泡が発生しないように時間をかけてゆっくりと浮上することが必要である．

8.5 気圧が低いとき

A. 山に登ると呼吸が変わる

大気中の酸素濃度は地球上のどこでもほぼ同じである．しかし高い山，たとえばエベレスト(チョモランマ)の山頂では気圧が平地の約1/3であり，非常に息苦しくなる．地上では，大気中の酸素分圧は $760 \times 20.93/100 \fallingdotseq 159$ mmHg であるが，エベレスト山頂(8,848 m，約 270 mmHg)では，その分圧は $270 \times 20.93/100 \fallingdotseq 56$ mmHg となり，呼吸による酸素摂取が非常に困難となる．このように呼吸による酸素摂取量が減ると，1回の呼吸量と回数を増やすことで必要な酸素摂取を確保するようになる．しかしそれでも十分な酸素を確保できない場合には，酸素欠乏状態となって，頭痛，吐き気，めまい，眠気，脱力感，判断力低下などの症状を示し(高山病(こうざん))，重度の場合には死亡することもある．

B. 運動するには酸素が必要

高地における運動は，標高が高くなればなるほど酸素分圧が低くなるので実施が難しくなる．先述のエベレスト山頂では，酸素ボンベがないと運動を行うことは非常に困難である．

中標高域，たとえば富士山山頂(3,776 m)の大気圧(約 460～470 mmHg)は平地の

約2/3程度である．この標高域で運動を行うと，平地における最大酸素摂取量（$\dot{V}O_2max$）の約65％相当の強度までは，換気量の増加（約2倍）および心拍数の増加によって平地なみの酸素摂取量を確保するように適応する．しかしそれでも十分な酸素供給ができなくなると，無酸素性のエネルギー供給が増加する．その結果，乳酸産生が平地の場合よりも促進し，早期に疲労困ぱいし運動できなくなる（オールアウト）．

C. 少ない酸素に体が慣れる

平地生活者が高地に行くと，高山病になる者が現れる．しかしこれらの者が数週間にわたって高地に滞在すると，赤血球数の増加などの適応を示す．これに伴って症状もなくなり，運動を行うことも可能になる．これを「高地馴化」という．

高地馴化には，①大動脈，頸動脈に対する低酸素刺激のくり返しによって換気量が増大する，②肺胞圧力や血管網の増加によって肺拡散機能が亢進する，③赤血球数，ヘモグロビン量，ミオグロビン量などの増加によって酸素運搬能力が亢進する，などのような生理学的変化があると考えられている．

---

1) 体温は産熱と放熱の平衡によって一定に維持されている．
2) 熱の放熱は放射，伝導・対流，蒸発によって行われ，体温より高い環境温下では蒸発が中心となる．
3) 高温環境に慣れると，発汗の開始が早まる．
4) 低温環境下では，非ふるえ産熱とふるえ産熱によって体温が維持される．
5) 潜水などによって高圧状態にさらされると，血液中への気体溶解度が高まり，この状態で急激に圧力が下がると血液中に気泡が生じて潜函病を起こす．
6) 酸素分圧の低い低圧環境では，十分な酸素摂取量を確保できずに酸素欠乏状態になり高山病をひき起こす．

9. 運動の前に検査を受けよう：メディカルチェック

　運動は，骨格筋，骨，心血管系，呼吸器系，神経系，代謝系器官など，身体各部にさまざまな種類および強度の負荷をかけるために，安静状態では見られない症状を現すことがある．運動を健康増進や治療に役だて，なおかつ運動による事故を防止するためには，健康状態，体の状況，潜在的疾患の有無，予備力などをあらかじめ把握し，各個人に適した運動を行う必要がある．そうでなければ，運動が健康にとって有用であるどころか，危険でさえある．

　また，安静時の身体状況や検査結果が正常であっても，運動を安全に行えるとは限らない．そのため，運動を負荷して，潜在性の疾患やどの程度の運動に耐えられるかを調べておくことが望ましい．

　目的の運動を行う前の検査として，運動を負荷しない静的な検査，および実際に運動を負荷して行う動的な検査の2つがある．

9.1 健康状態と生活習慣

　身長，体重，皮脂厚などの身体計測を行い，肥満，やせなどの栄養状態を判定する．食事摂取状況，睡眠時間や日常の生活活動，職業，労働内容，労働時間，職場環境，ストレスの程度，喫煙や飲酒の有無，運動習慣などについても調査する．さらに，疾患の有無，自覚的な健康状態について問診する．そしてこれらを総合的に判定し，潜在性疾患の推定と身体機能の現状を把握する．

9.2 安静時の医学的検査（メディカルチェック）

　運動前には，問診ならびに多方面からの検査を行うことが望ましい（表9.1）．

表 9.1 運動前のおもな検査項目

1. 内科的診察	身長，体重，体脂肪率 心拍数，血圧，眼底検査
2. 血液検査	血液一般検査（赤血球，白血球，ヘモグロビン） 血漿タンパク質，尿素，尿酸，血糖，中性脂肪，LDL コレステロール，HDL コレステロール 酵素活性（アスパラギン酸アミノトランスフェラーゼ，アラニンアミノトランスフェラーゼ，アルカリホスファターゼなど）
3. 尿検査	タンパク質，糖質，潜血
4. 理学的検査	心電図，心エコー，心雑音，冠動脈造影 胸部 X 線，肺活量
5. 整形外科的診察	筋肉，骨格，関節などの機能状態
6. 脳神経系	自律神経反射，精神状態，心理的因子

A. 問診

おもな問診項目を表 9.2 にあげた．まず問診により既往歴を尋ね，現在でも疾患を有している者には現病歴や薬物服用の有無などについても質問する．とくに呼吸・循環器系の症状や，関節痛，腰痛，筋肉痛などの整形外科的症状についての情報を得ておく．さらに，本人の病歴だけではなく，家族の病気についても調べておくことが望ましい．

B. 診察

心，肺，血管系機能の検査項目として，脈拍（数，不整脈の有無など）や血圧のほか，心雑音や浮腫の有無についても調べ，肺の聴診によりラ音がないことを確かめる．また，眼底検査などを行う．整形外科的検査項目として，関節炎を含む疾患の有無，関節可動域，筋・骨格系の機能状態を観察する．

さらに，急性疾患に罹患していないかどうかを確認する．

表 9.2 運動前の問診項目

1. 家族歴	1) 家族に心疾患にかかった者がいるか 2) 突然死を起こした者がいるか 3) 糖尿病の者がいるか
2. 生活習慣	1) タバコはすうか，いつから，どれくらい 2) 酒を飲むか，いつから，どれくらい 3) 運動習慣はあるか，種類，頻度，強度，期間は 4) 食生活に変わった点はないか
3. 既往歴など	1) 心臓発作を起こしたことがあるか 2) しばしば胸部に痛みを感じることがあるか 3) リウマチ熱，糖尿病，脂質異常症などの有無 4) 不整脈，高血圧の有無 5) 静脈炎，塞栓などの末梢血管系疾患の有無 6) 脳卒中，失神，痙れん発作などを起こしたことはないか 7) 気管支炎，ぜん息などの呼吸器疾患にかかったことがあるか 8) 腰痛，関節炎などの整形外科的疾患の有無 9) 情緒障害に陥ったことはないか 10) 最近病気にかかったり，入院したことはないか 11) 何か薬を飲んでいるか

C. 臨床検査

生理機能検査として，肺活量などの肺機能検査，心電図検査や血管造影法による冠動脈検査などの心血管系検査を行う．その他，胸部や腹部のX線撮影による異常な陰影や心拡大の有無の検査，心エコーや腹部エコー検査などの理学検査を行う．

生化学的検査には，表9.1にあげたような血液検査と尿検査がある．これらの検査により，肝機能や腎機能の異常，代謝疾患の有無を明らかにできるだけではなく，運動の効果を判定する際にも役だつ．

9.3 運動負荷試験

運動を負荷することにより，安静状態では見つけることができない体の異常を見つけることができる．また，体力テストを行い，体力や運動能力などを調べる．運動負荷の方法として，自転車エルゴメータを用いたペダリング運動，トレッドミルによる歩行や走行運動，または踏み台昇降（ステップテスト）のいずれかがおもに用いられる．テスト方法には，一定強度の運動を一定時間負荷する固定法と，軽い運動から徐々に強い運動へと一定時間ごとに強度を上げていく漸増法があり，一般に後者が用いられている．

A. 一般的注意事項

食後2時間くらい経過した，空腹でも満腹でもない条件で，飲酒や喫煙を中止し，22℃前後の快適な室温，50～60％の湿度の条件下で行うことが望ましい．服装や履き物は運動に適したものとする．睡眠不足，過労などを感じるときは避ける．薬物の服用は，一時中止することが可能であれば服用しないほうがより確かな情報が得られる．

運動の負荷は，低い強度から始めて徐々に増加させる．自覚的および他覚的に異常な徴候が現れた場合は直ちに運動を中止させる．運動終了後も十分に回復するまで観察を続ける．

B. 運動負荷時の測定項目とその評価

a. 自覚症状

自覚的運動強度は，「最高にきつい」，「きつい」，「楽である」，「非常に楽である」などと評価する．運動負荷により，息切れ，動悸，胸痛，めまい，吐き気などの異常な症状を訴えることもある（p. 100 表10.3参照）．

b. 心拍数と血圧

健康な人において，最高の運動強度（100%）における心拍数（最高心拍数）は年齢ごとにほぼ決まっており（[220 －年齢]），心拍数と相対的運動強度の間に一定の関係が認められる．したがって，心拍数から最大負荷強度を求めることができる．血圧は一般に運動強度が増すにしたがい上昇する．なお，高齢者においては，心拍数の上昇を上回る血圧の上昇が起こることがあるので，とくに注意が必要である．

c. 心電図

運動により不整脈が出現したり，安静時に見られた不整脈が重症化することがある．心電図所見として，ST部分の上昇や下降が見られることもある．

d. 血中成分

運動強度が非常に強いと，筋肉に乳酸が蓄積し，血中乳酸濃度が上昇する．血糖は肝臓からのグルコースの放出と活動している骨格筋による取り込みの差により決まる．

激しい運動により筋肉が傷害されたり，筋細胞膜の透過性が亢進すると，クレアチンキナーゼ，アスパラギン酸アミノトランスフェラーゼ，アラニンアミノトランスフェラーゼ，乳酸脱水素酵素などの逸脱酵素が血中に増加する．

C. 運動負荷試験の禁忌

運動を負荷することにより，疾患を悪化させたり，危険性が大であると判断された場合には，運動負荷試験を行うべきではない（p.128 表13.1 参照）．

9.4 運動時の安全管理

生活状況，生活習慣，病歴，運動歴はもとより，運動負荷当日の身体状況，環境条件などについても慎重に考慮し，運動時の事故を避け，安全を確保しなければならない．しかし，事前の検査には限りがあり，またいくら検査項目を増やしても100%安全という保障はない．なぜならば，精神的にも身体的にも体の調子はいつも同じとは限らず，また同じ運動でも時間とともに体に与える影響は変化し，さらに気温，湿度，気流などの環境条件も一定ではないからである．

A. 運動時の注意点

運動前，運動中，運動後のそれぞれにおいて，事故に備える必要がある．酸素吸入用具，除細動器などの救急用具，昇圧剤，抗不整脈剤などの薬品をそろえ，医師を待機させておくことが望ましい．

a. 運動前の注意点

睡眠不足，疲労，その他の体の不調，食後すぐなどのときには運動を控える．早朝の寒冷時，真夏の炎天下などの環境条件では，とくに注意が必要である．

急に強い運動を始めると，呼吸，循環，自律神経系，筋肉，関節などの機能を急激に変化させることになり，身体の障害を起こしやすい．したがって，準備運動をして体のウォーミングアップを図ることにより，呼吸器系，循環器系の活動を高め，筋温の上昇は，代謝の亢進と筋の粘性抵抗の減少をもたらして柔軟性を向上させ，目的とする運動に容易に移行させることができるストレッチングや，歩行，ジョギングなどが準備運動として適している．

b. 運動中の注意点

血圧や脈拍をつねにモニターし，息切れ，動悸，前胸部痛，めまいなどの呼吸器系，循環器系の症状や，腹痛，下肢痛などが見られた場合は，運動を中止させる．

c. 運動後の注意点

激しい運動後は，急に休むと筋肉に血液が滞り，静脈還流が減少する．静脈還流が減少すると，拡張終期心室容積（また心筋長）が減り心室の収縮力は低下するので（スターリングの心臓の法則），心拍出量と血圧は低下し，めまいなどのいわゆる脳貧血症状を起こす．それを予防するために，軽い整理運動を行うことにより筋収縮が静脈を圧迫して静脈血を心臓に還流させ（ミルキングアクションによる筋のポンプ作用, p. 23 参照），体のクーリングダウンを図る必要がある．そうすることにより，血中や筋肉からの乳酸の消失を早め，また筋肉痛発症の予防にもなる．また，入浴，マッサージなども効果がある．

B. 運動を中止する徴候

自覚症状ならびに他覚的所見から判断し，危険と考えられた場合は，直ちに運動を中止させる．運動を中止すべき徴候を表 9.3 にまとめた．

表 9.3 運動を中止すべき徴候

1. 自覚症状	前胸部の疼痛，呼吸困難，強い疲労感，めまい，四肢の強い痛み
2. 他覚的症状	顔面蒼白，よろめき歩行，意識障害（呼びかけに正常に反応しない）
3. 血圧，心拍数	収縮期血圧の異常な上昇（250 mmHg），血圧の低下 目標心拍数に達した時点，心拍数の減少
4. 心電図所見	ST 偏位（上昇，下降），頻発する期外収縮，心室細動，心房細動，房室ブロック

C. 運動中の突然死

突然死は，男性が女性の 4～5 倍も多い．運動による突然死のなかで，中高年層に最も多いのは心筋梗塞によるものである．若年者では，肥大型心筋症や左冠動脈起始部の奇形などが原因となっている．それらの原因の大半は循環器疾患

であり，事前の検査を厳密に行うことにより，突然死を少なくすることができる．

前駆（ぜんく）症状として，胸痛，呼吸困難，左肩に走る狭心痛，強い疲労感，胃腸症状，強い息切れ，不快感，めまいなどがある．

死後の解剖時に見られる所見として，肥大型心筋症，動脈硬化性冠動脈疾患，解離性大動脈瘤（りゅう）破裂，先天性冠動脈奇形などがある．

その他，器質的心疾患がなくても，脱水症により血液凝固系に異常をきたし，冠状動脈血栓（けっせん）を起こし，心筋梗塞を発症する例も見られる．

1）運動前には医学的検査を受けて，危険を防止する．
2）重篤な心・血管疾患のある者は運動してはならない．
3）危険な自覚症状あるいは他覚的症状が現れた場合には直ちに運動を中止する．
4）突然死は女性よりも男性に多い．

10. どのような運動をすべきか：運動処方の実際

10.1 運動処方をつくる

A. 運動処方とは

　運動処方とは，身体運動(スポーツ)をしようとする人や傷病者の個人情報(性，年齢，職業，体力，運動能力，病態など)をもとに，どのようなスポーツ(種類)を，どれくらいの強さ(強度)，長さ(時間)，セット数(回数)および間隔(頻度)で実施するかを決定し，具体的な提示をすることである．各自が望んでいる体力の条件などをも考え，運動の実践が容易に行われ，かつ楽しく継続できるように配慮することが大切である．対象が傷病者の場合，これが運動療法ということになる．

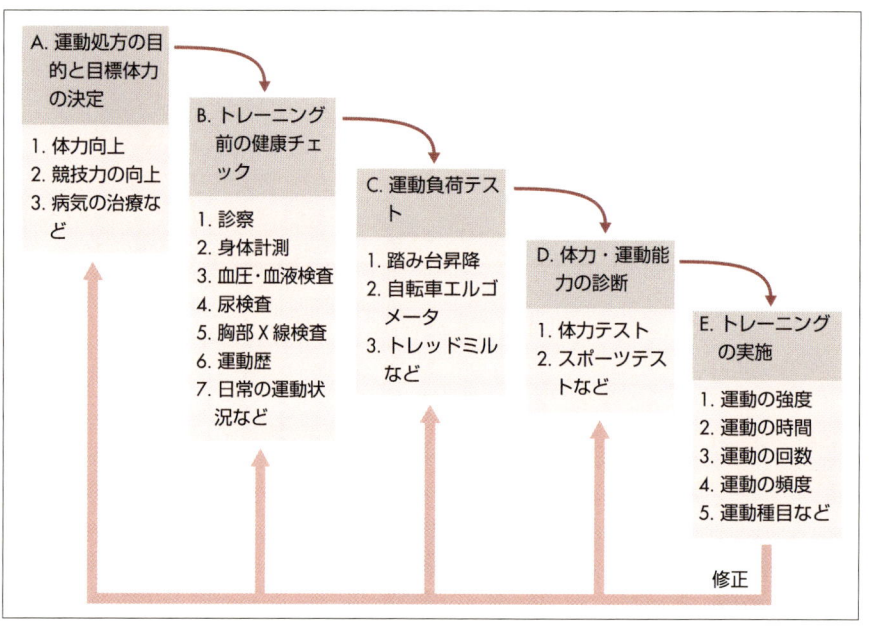

図 10.1 運動処方作成の流れ

A. 運動処方の目的と目標体力の決定
1. 体力向上
2. 競技力の向上
3. 病気の治療など

B. トレーニング前の健康チェック
1. 診察
2. 身体計測
3. 血圧・血液検査
4. 尿検査
5. 胸部X線検査
6. 運動歴
7. 日常の運動状況など

C. 運動負荷テスト
1. 踏み台昇降
2. 自転車エルゴメータ
3. トレッドミルなど

D. 体力・運動能力の診断
1. 体力テスト
2. スポーツテストなど

E. トレーニングの実施
1. 運動の強度
2. 運動の時間
3. 運動の回数
4. 運動の頻度
5. 運動種目など

修正

運動は従来から「両刃の剣」といわれ，処方が適切であれば健康状態の改善がなされ，効果を感じることがある一方，処方を誤るとオーバートレーニングなどで弊害を生じることもある．

運動の処方と効果判定を決定していく過程を図 10.1 に示した．大きくは①運動に適した体であるか(メディカルチェック)，②体力はどの程度あるか(体力テスト)，③運動処方は適しているか(処方のチェック)，および④運動の効果は上がっているか(効果の評価)の 4 つに分けて考えることができる．なお，ヒトの体は運動を実践することにより刻々と変化を示すので，運動処方をときどき修正する必要がある．

B. 運動処方をつくる前に

運動処方の作成では，運動実施に対する種々の原則に注意を払おう(表 10.1)．

a. 目的性の原則

表 10.2 には対象別の目的の例を示した．それぞれの目的を把握してから負荷量の決定を行うことが大切である．体力の要素には持久力，調整力や筋力など数多くあり，それらのどの要素を向上させたいかによっておのずと運動種目も決まってくる．

b. 過負荷の原則

体力テストによって得られた最大能力の 30%以下の負荷では体力の向上は認められない．一方，自分の最大能力を超える負荷では運動障害を起こす．一般的には，最大筋力，最高心拍数あるいは最大酸素摂取量の 40 〜 100%強度の負荷をかける．負荷強度については 3 か月に 1 回ほどの間隔でチェックすることが

表 10.1 運動実施時の原則

1. 目的性の原則	6. 安全性の原則
2. 過負荷(オーバーロード)の原則	7. 可逆性の原則
3. 漸進性の原則	8. 意識性の原則
4. 反復性・継続性の原則	9. 全面性の原則
5. 個別性の原則	10. 運動配列・段階性の原則

表 10.2 運動負荷試験の対象と目的

対象	目的
病人	1. 顕在性心疾患の診断確定 2. 潜在性心疾患の有無を確認 3. 運動療法導入および継続の可否を検討
健常者	1. 安静時では発見できなかった心・血管系の異常を発見 2. 肺・循環器機能の運動に対する適応性の限界(安全限界)を知る 3. 各自の運動強度の限界(最大酸素摂取量)の測定
スポーツ選手	1. 自分の客観的な体力水準を知る 2. 現在実施している運動処方の効果判定 3. 新しい体力水準の設定

表 10.3 自覚的運動強度のとらえ方とめやす

強度(%$\dot{V}O_2$max)	強度の感じ方	年代別1分間あたりの心拍数					その他の感覚
		20代	30代	40代	50代	60代	
100	最高にきつい	190	185	175	165	155	体全体が苦しい
90	非常にきつい	175	170	165	155	145	無理,100%と差がないと感じる.若干言葉が出る.息がつまる
80	きつい	165	160	150	145	135	続かない,やめたい,のどが乾く,がんばるのみ
70	ややきつい	150	145	140	135	125	いつまで続くか不安,緊張,汗びっしょり
60	やや楽	140	135	130	125	120	いつまでも続く,充実感,汗が出る
50	楽	125	120	115	110	110	汗が出るか出ないか.ものたりない
40	非常に楽	110	110	105	100	100	楽しく気持ちよいがまるでものたりない
30	最高に楽	95	95	95	90	90	じっとしているより動いたほうが楽
20	座っているのと同じ	75	75	75	80	80	安静

大切である.運動強度を正確に測定するには機器が必要であるが,自覚的運動強度でおよその判定はできる.たとえば,負荷の絶対量は各自で異なっていても,自分の能力の60%強度の運動に対しては,「やや楽」,「いつまでも続く充実感がある」,「汗が出る」といった感覚反応が誰にでも同じように生じてくる.表10.3に自覚的運動強度を示した.

筋力に対する負荷強度と負荷時間との関係は,最大筋力の40〜50%強度の負荷で15〜20秒行う筋収縮運動と100%で2〜3秒行う運動とは,筋力に対して同じ効果を生ずることが示されている.しかし,まったく同じというわけではなく,低負荷で時間を長くする場合は,速筋よりも遅筋の強化に役だつといわれる.一方,高負荷のそれは速筋へのトレーニングが主となる.「目的性の原則」と考えあわせ,「運動強度」と「時間」をうまく組み合わせるとよい.

c. 漸進性の原則

運動を一定期間行うと運動能力が向上する.それゆえ,定期的に体力のチェックを行い,自分の100%値(最大酸素摂取量,最高心拍数,最大筋力など)をつねに把握しておこう.これを怠ると,体力が増すにしたがい,それまで実践していた負荷では弱すぎて,運動効果を望むことが困難となる.その結果,ものたりなくなり,運動の継続が難しくなる.一度決定した処方をずっと続けるのではなく,必要に応じてときどき修正することが望ましい.

d. 反復性・継続性の原則

繰り返し続けることで,体力だけでなく技術(スキル)の向上も起こりうる.また,運動の楽しみが増し,乳酸の産生や蓄積および疲労も少なくなってくる.

e. 個別性の原則

運動能力には個人差が大きく，能力の異なる人が同じ運動を行うことはいずれの人にも効果的でない．運動処方はあくまでも個人別であり，性，年齢が似ていても同じ集団とみなしてはいけない．たとえば，ジョギング愛好家に対する「運動実施のきっかけと相手」に関する調査を見てみると，男性では「医者に健康上の理由からいわれた」，「病気の改善のため」などの回答が多く，実施相手は「ひとり」が多い．一方，女性は「友人に誘われて」，「つきあいで」始めた人が多く，「集団で実施している」ケースが多い．集団で同一処方の運動を行うことは脱落者（ドロップアウト）が少ないなどよい点も多いが，いっしょに行う場合は各自の運動能力に差がないことが大切であり，その差が大きいと無理して行っていた人のほうに運動障害をひき起こしてしまう．

f. 安全性の原則

運動によって障害が生じてしまっては何もならない．運動の効果が一番出るのは「毎日運動する」人であるが，運動障害を生じやすいのも「毎日運動する」人である．それゆえ，「運動効果が期待でき，なおかつケガの少ない」週2～3回が望ましい頻度とされている．また，積極的に休養をとることで休息中に超回復が起こり，より運動の効果を高めることができる．雨や雪の日でも運動を休まず行う人や，体調が悪くても運動を行う人がいるが，心身の安全性を考慮することが大切である．

g. 可逆性の原則

せっかくあがった運動の効果も，中断してしまうと速やかに元の体力に戻ってしまう．中断後の体力の低下は運動頻度が少ない場合ほど速い（週1回の運動のほうが週3回行っていた人に比べ体力の低下が大きい）ことを理解しなければならない．

h. 意識性の原則

運動は人からやらされて行うもの（受動的）ではなく，自分から自覚し，積極的に行うもの（能動的）であり，そのほうが楽しみも増してくる．指導者は各自の運動に対する意識をつねに高めるように注意を払う必要がある．

i. 全面性の原則

それぞれの運動種目では運動によって生ずる効果が現れる部位は異なっている．それゆえ，1種類の運動だけを行うのではなく，時にはちがう種目の運動を行うことが必要となる．その結果，日常の運動では鍛えられない部位の筋力を高めることができる．運動能力は弱い筋力の箇所で制限され，その部分を別の運動種目を行うことによって高めることができれば，全体の運動能力をも高めることができる．いろいろな体力要素のトレーニングを行うことが重要である．

j. 運動配列・段階性の原則

私たちの筋肉のうち，小筋群は大筋群に比べ疲労しやすい．また，急激に強い

運動を負荷すると障害を生じやすい．それゆえ，大筋群に過負荷を与えるには小筋群が疲労していないことが望ましい．また，弱い負荷から強い負荷へと段階的に行うことが大切である．

C. 運動種目を決める

　運動処方を作成する場合，各自の体力や好みを考慮して運動種目を選ぶ必要がある．表10.4には代表的な運動種目とその特徴を示してある．「どのような運動能力(持久力や敏捷性など)を強化したいのか」．また，「仲間がいてゲームとしての要素をもつ運動が好きなのか」．それとも「一人で，勝敗に関係なくマイペースで行えるもののほうが好きなのか」．さらに，「自然の下で行う戸外の運動か」，「夜や早朝など時間に関係なく，あるいは雨天などの天候にかかわらず行える室内運動がよいか」など．また，種目によってどのような長所と短所があるかを見分けることが必要である．たとえば，自転車エルゴメータは運動負荷量が数量化され，処方どおり行えば，運動の効果がより明確に現れるが，自転車こぎなどの単調な運動では長続きせず処方どおり実施できない人も出てくる．その対策として，音楽などを聴きながら，あるいはテレビを見ながら行うなど，気分を変える工夫が必要である．一方，ボールを使った集団競技(サッカー，バレーボールなど)は楽しみのなかで行われ，勝つことを目標にして継続させることが比較的容易である．また，仲間がいれば途中で一人だけ脱落することも少なく，知らぬ間に体力の向上が図れる．しかし，競争が過熱化すると運動障害の危険性が増し，運動負荷強度が一定とならず，運動処方どおり行うことが困難になる．このような場合，運動強度を低くするようなルールや道具の改良などが必要になる．

10.2 運動負荷テストを行う

　運動負荷テストの目的の1つは，最大酸素摂取量($\dot{V}O_2max$)を求めることである．$\dot{V}O_2max$とは各個人の体重1 kgあたり，1分間あたりに体の中に取り込むことのできる最大の酸素量(mL/kg体重/分)のことであり，この値が高い人(表10.5)は全身持久力があると評価される．その測定方法としては，①階段昇降，踏み台昇降，②自転車エルゴメータ，および③トレッドミルなどがある．

A. 階段昇降法

　階段昇降法ではマスターの二階段テストが有名である．これは高さ23 cmの二段の階段を性・年齢および体重に応じて決められた回数だけメトロノームに合わせ，3分間昇り降りするものである．具体的には，片足ずつ二段の階段を昇り，

表10.4 運動種目別の運動効果と特性

	筋力	敏捷性	瞬発力	無酸素的持続力	有酸素的持久力	有酸素的筋持久力	調整力	柔軟性	ストレス発散	マイペース可能	男女いっしょ	手ごろな費用	競技性が強い
ジョギング					○	○			○	○		○	
歩行					○	○			○	○	○	○	
ラジオ体操							○		○	○	○	○	
サッカー		○	○	○	○	○	○						○
バレーボール		○	○	○			○				○		
野球		○	○				○						
バドミントン													
テニス		○	○				○			○			
ゴルフ			○			○	○						
剣道		○					○						
柔道	○		○				○						
スキー アルペン	○	○	○	○					○		○		○
スキー 距離				○	○	○			○				
水泳 短距離(100 m)	○		○										
水泳 長距離(1,000 m)					○	○				○			
器械体操	○		○				○	○					
陸上競技 短距離(100 m)	○		○				○				○		
陸上競技 長距離(10 km)					○	○				○			○

表10.5 最大酸素摂取量($\dot{V}O_2max$)による体力診断表(単位:mL/kg体重/分)

性別	年齢(歳)	①低い	②やや低い	③普通	④やや高い	⑤高い
男性	20～29	～35.1	35.2～43.6	43.7～52.1	52.2～60.6	60.7～
	30～39	～33.0	33.1～41.5	41.6～50.0	50.1～58.5	58.6～
	40～49	～30.9	31.0～39.4	39.5～47.9	48.0～56.3	56.4～
	50～59	～28.8	28.9～37.3	37.4～45.7	45.8～54.2	54.3～
	60～	～26.7	26.8～35.1	35.2～43.6	43.7～52.1	52.2～
女性	20～29	～28.8	28.9～35.1	35.2～41.5	41.6～47.9	48.0～
	30～39	～24.5	24.6～30.9	31.0～37.3	37.4～43.6	43.7～
	40～49	～22.4	22.5～28.8	28.9～35.1	35.2～41.5	41.6～
	50～59	～20.3	20.4～26.7	26.8～33.0	33.1～39.4	39.5～
	60～	～18.2	18.3～24.5	24.6～30.9	31.0～37.3	37.4～

二段目で足を揃える．その後，反対側へ降りる．これを1回とする．降りたら向きを変え，また階段を片足ずつ昇り二段目で足を揃える．そして，また片足ずつ降りていくことを繰り返すものである．3分間経ったら直ちにベッドに横たわり，心拍数，心電図などを測定する．この方法は器具が軽く，もち運びも楽であり，危険性も少ない点が長所である．そのため，心疾患を見つけるために適しており，虚血性心疾患の発見には確立している方法である．しかし，健常者の負荷テストとしては，負荷時間が少なすぎ，負荷強度がやや軽いために正確な酸素摂取量を求めるには少し問題がある．

B. 自転車エルゴメータ

　これは固定式の自転車のドラムに電気的制御（発電器が発生する電圧により回転速度を検出する）あるいは機械的制御（ベルトによる摩擦）などによる負荷をかけ，一定の回転数（一般的には 50 回転/分）でペダルをこがせ，$\dot{V}O_2max$ を求めるものである．

　具体的には，固定していなければ 1 回転で 6 m 移動するようなギア比で構成された自転車に乗り，50 回転/分のペースでペダルをこがせる．その際 1 kg のおもりをつけると 6 m/回転 × 50 回転/分 × 1 kg ＝ 300 kp·m/分*の負荷が加わったことになる．すなわち，1 kp·m/分 ＝ 0.163 W なので，300 kp·m/分 ＝ 300 × 0.163 W ＝ 49.0 W ≒ 50 W（1 W ＝ 6 kp·m/分）とも表示される．

　　＊ kp: kilopond，m: メートル　標準重力加速度のもとで 1 kg の質量に作用する重力の大きさを 1 kp という．

　負荷方法には，一定の負荷強度で疲労困ぱいに至るまでペダルを踏ませる固定負荷法と負荷強度を少しずつ高めていく負荷漸増法とがあり，日本では後者が主流である．いずれの方法にせよ，自転車エルゴメータを用いた負荷テストでは，3 分間以上 6 分間以内に疲労困ぱいに至るような負荷量を課した場合に，正確な $\dot{V}O_2max$ が求められる．漸増法では，たとえば中高年者に対しては，25〜50 W から始め，2 分間ごとに 25〜50 W ずつ上昇させていく方法がとられている．

　なお，自転車エルゴメータの長所としては，上半身の体動が少ないために運動中の心電図，血圧，心拍数などの測定や採血などが容易であり，装置がもち運びしやすく，価格が安い点などがあげられる．一方，短所としては，全身の筋群を使うトレッドミルと比較し，下肢筋の能力に規定されやすいために，自転車こぎに習熟している人を除いて 5〜10％ほど低い $\dot{V}O_2max$ を示す点，および回転数が運動中に変わってしまうと負荷量が正確に定量化されず，疲労困ぱいに至る以前に意欲が喪失してしまい，運動を中止する場合が出てくることもある．

　なお，上記難点を改善するために，回転数をメトロノームや電子音などで正確に規定し，疲労困ぱいに至る前の最大下負荷にて測定し，$\dot{V}O_2max$ を推定する方法がとられている．

C. トレッドミル

　トレッドミルはベルトコンベアの速度と傾斜角度を変えられるようにした走行装置である．このベルトの上に被験者が立ち，ベルトの回転と反対の方向に歩行あるいは走行する．歩行や走行といった大筋群を用いた日常的な動作を行うため，自転車エルゴメータのように自転車こぎに対する「慣れ，不慣れ」により成績が左右される問題は軽減され，正確な $\dot{V}O_2max$ が測定できる．また，測定時の血圧や

心拍数をモニターでき，負荷テスト中の事故が少ないという長所もある．

多くの負荷方法があるが，基本的には傾斜角度0〜17％，速度120〜300 m/分の範囲で作成されており，どの方法を用いても疲労困ぱいまでの時間が4〜9分間ほどになるように調節されている．とくに高齢者では，時間が長くなるとアキレス腱(けん)を傷めやすいので，10分間以内で終了するように角度と速度を調節する必要がある．

実施時には，オールアウト*時に足元がふらつき，トレッドミルの上から落ちたり，ベルトの速度に足がついていかなくなって倒れたりすることがあるので，天井から吊るした安全ベルトなどを着用させたり，後ろにマットを置いて，万が一倒れてもケガをしないような注意を払うことが大切である．

* もうこれ以上続けることができない運動時の状態．疲労困ぱいのこと．

幼児および小学校低学年向けにつくられたトレッドミルは現在ないので，グラウンドなどを実際に走らせ，測定者が併走し，呼気ガス採取や心拍数のモニタリングを行う．幼児期では錐体路の神経の発達が未熟なため，まっすぐに走ることができず，蛇行したり，足がもつれたり，上体が極端に前傾したりして，走行リズムが乱れ，正しい成績を得ることが難しい場合があるので，説明と練習を十分に行うことが大切である．

10.3 体力・運動能力テストとは

A. 体力テストで何がわかるか

体力とは身体状況および精神状況とそのパフォーマンスの総称であり，①行動体力と②防衛体力および③精神力の3つがある．

従来から行動体力のみが測定されてきた．しかし，高齢時代を迎え，平成10(1998)年には「どのような運動能力が長生きには必要か」の検討がなされ，表10.6に示すような新体力テストとして，新しい項目を追加するなどの大きな改定が行われた．

その結果，従来行われていた「懸垂(けんすい)腕屈伸」や「逆上がり」などは「1回もできない人」が多くてテストの意味が薄れてきたために廃止された．一方，加齢に伴う上半身の筋の萎縮や機能低下が全体的な体力低下を助長することから，「上体起こし」などが新たに加わった．

表 10.6 新体力テスト

対象	項目	共通項目
6〜11歳	1. 反復横跳び 2. 20 m シャトルラン 3. 50 m 走 4. 立ち幅跳び 5. ソフトボール投げ	・握力 ・上体起こし ・長座体前屈
12〜19歳	1. 反復横跳び 2. 持久走(男子 1,500,女子 1,000 m)[*1] 3. 20 m シャトルラン[*1] 4. 50 m 走 5. 立ち幅跳び 6. ハンドボール投げ	
20〜64歳	1. 反復横跳び 2. 急歩(男子 1,500,女子 1,000 m)[*2] 3. 20 m シャトルラン[*2] 4. 立ち幅跳び	
65歳以上	1. ADL(日常生活活動テスト) 2. 開眼片足立ち 3. 10 m 障害物歩行 4. 6 分間歩行	

[*1] 2, 3についてはどちらかを選択
[*2] 2, 3についてはどちらかを選択

B. 新体力テスト

a. 握力

　全身的な静的筋力の指標として利用される．上肢が弱ると物を長い時間持ったり(筋持久力)，また重い物を持ち上げること(最大筋力)ができなくなる．上肢は意識して使わないとすぐ弱くなり，その低下が生活の質を下げる．11歳までは男女差は見られず，12歳以後の男性では顕著に増加し，35〜39歳がピークとなっている．女性は40〜44歳がピークとなり，その後，男女とも急激に低下する．

b. 長座体前屈

　長座体前屈は柔軟性の指標として利用される．従来は立位体前屈が行われてい

立位体前屈は柔軟性を測定できるか？(体力テストの落とし穴)

昔，ある代議士が選挙に出馬するに際し，高齢である点を有権者に懸念された．そのとき，立位体前屈を皆の前で行い，地面と手がぴたりとつくことを示し，若さをアピールしてみごとに当選した．しかし，彼は上肢が下肢に比べ長かったために，手がよくついたのであり，柔軟性が高かったわけではなかった．また，腰の曲がったおばあさんも手が地面につく．それゆえ，立位体前屈ははたして柔軟性を客観的に評価できるかが議論となったが，否定的な意見が多かった．結局，現在では，長座体前屈にかわってきた．

表 10.7 上体起こし

1. 用意する場所や物	平らな地面や床，ストップウォッチ，マット
2. 方法	1. あおむけの姿勢をとり，両腕は胸の前で組む．両膝は 90 度に折り曲げる． 2. 補助者は被測定者の両膝を押さえて固定する． 3.「始め」の号令により，被測定者はあおむけの姿勢から，両肘と両大腿部前面がつくまで上体を起こす． 4. すばやく開始時の姿勢に戻す． 5. 30 秒間上体起こしを繰り返す．
3. 記録	1. 30 秒間の上体起こしの回数を記録する．（あおむけの姿勢に戻したときに背中がマット上についていないときはカウントしない．） 2. 実施は 1 セットだけ行う．
4. 注意事項	1. 肩甲骨がマット上につくまで上体を倒させること． 2. 補助者は被測定者の下肢が動かないように両腕でしっかり固定する． 3. 補助者は被測定者の顔がぶつからないように注意すること． 4. 眼鏡着用者ははずさせること．

表 10.8 10 m 障害物歩行の注意事項

1. 走ったり，跳び越したりしたときはやり直しとする．
2. 障害物を倒したときはそのまま記録とする．
3. 準備運動を十分に行う．
4. 実施前に被測定者に以下のことを伝える． 　①障害物は歩いてまたぎ越すこと． 　②障害物をまたぎ越す足はどちらでもよい． 　③けっして走ったり，跳び越したりしないこと． 　④障害物を倒してもそのままゴールまで歩くこと．
5. 1～2 回，練習をさせる．

たが，①腰痛を起こす恐れがある，②高齢者の場合，高い台の上に立ち体前屈を行うと台から落ちたり，前にのめったりして危険である，③上肢が下肢に比べ長い人では真の柔軟性を表さない点が指摘されてきた．その結果，長座体前屈が現在では利用されている．

c. 上体起こし（表 10.7）

上体起こしは腹筋の強さを見る指標として行われている．腹筋と背筋を強化しておくことでよい姿勢を保ち，腰椎前弯と骨盤傾斜を防いでいる．高齢になると，腹筋がとくに弱くなり，その結果，腰痛を起こしやすくなる．膝を 90 度に曲げて行うと腰椎に大きな負担がかからないので，よい方法である．

d. 10 m 障害物歩行

高齢に伴う足腰の調整力の低下度を見る指標として測定される．表 10.8 には測定上の注意を示した．高齢者は足の筋力が低下し，脚をよく上げずに，すり足での歩き方になる．同時に着地はつま先から行われる場合が多くなる．そのため，少しの段差でもつまずき転んでしまう．それゆえ，たたみの縁，間仕切りの段差などを取り除く，いわゆるバリアフリーの環境整備が行われている．足の調整力が低下し，つまずいて転倒すると骨への大きな衝撃が加わり骨折を起こしやすい．

e. 開眼片足立ち

高齢者になると体の体動が大きくなり，じっとしていても体がゆれている．体

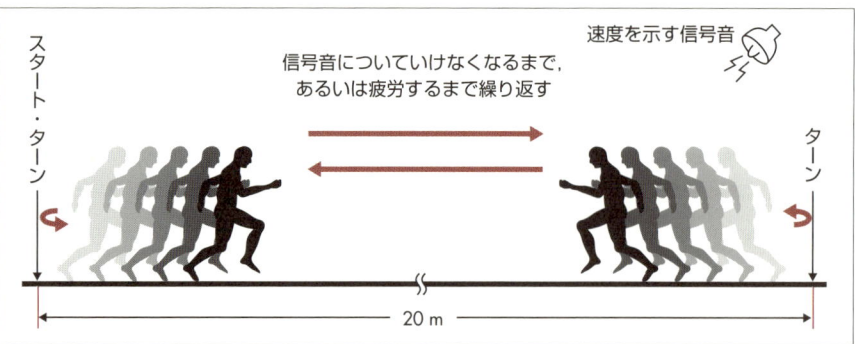

図10.2　20 mシャトルラン

スタート・ターン　信号音についていけなくなるまで，あるいは疲労するまで繰り返す　速度を示す信号音　ターン
20 m

> **正しいウォーキングと厚底グツ**
>
> 類人猿の二足歩行は膝が曲がり，体の重心が前にある．そのため，歩くときには体が足より先に前に出る傾向がある．すなわち，前に倒れることを防ぐために足が出る．高齢者の歩行も類似しており，足がおくれると同時につま先から接地する．このため，障害物や段差があった場合，そこでつまずきやすくなる．厚底グツの人も足裏全体がいっしょに着地したり，つま先から接地することが多い．横から見ると膝が曲がったあまり美しくない歩き方をしている人が多い．正しいウォーキングとは，①目はやや遠くを見る，②あごを引く，③胸を張り，背筋を伸ばす，④腹をひきしめる，⑤膝を伸ばして脚はしっかりと前に出す，⑥歩調はリズミカルに，⑦着地はかかとから，⑧歩幅はいつもより広めの70〜75 cmくらい，および⑨つま先で地面を蹴り，体を前に進めることが大切である．鏡を見ながら，自分の歩くフォームを観察してみよう．

のバランスを測定するには，「開眼片足立ち」が行われている．本テストは開眼時（目を開けた状態）に片足（どちらでもよい）で立ち，上げた足が地面につくまでの時間を秒単位で測定するものである．

f.　20 mシャトルラン

20 mシャトルランは，持久性を測定する指標として利用される．これは，図10.2に示すように20 mの走行ペースを知らせるリズム音に合わせ，できるだけ多く往復するものである．ペースを知らせるリズム音はしだいに早くなる．

なお，従来の5分間，6分間あるいは12分間走などの持久走は①広い場所をとる，②一度に多くの人を測定することが困難，③時間内に中止した場合記録が残らない，④最大酸素摂取量推定の正確度に欠けるなどの問題があった．そのような欠点を補うためのテストとして考え出されたのが20 mシャトルランである．持久性テストが行えない場合に用いられる．

g. 総合評価

65歳以上では①握力，②上体起こし，③長座体前屈，④開眼片足立ち，⑤10m障害物歩行，および⑥6分間歩行を行い，総合的に評価する．

高齢社会をむかえ，生活の質(QOL)をより高めた生活がおくれるよう体力や運動能力の維持増強に努めることが必要であり，そのチェックとしても体力テストを活用することが大切である．

ヒールの高い靴は腰を痛める

人は二足歩行を行うようになり，足にアーチ(土踏まず)ができ，体重をつま先とかかとに分散することにより，いつまで立っていても疲れないようなクッションの役目ができている．体の重心は，はだしのときにはかかととつま先に8：2の配分であるといわれる．しかし昨今，腹筋力の低下に伴う背筋とのアンバランスのため，姿勢の悪い人が増えてきた．その結果，重心がかかとへ移ってきたといわれる．そのために，ヒールのない靴を履くと疲れやすい人が増加し，ヒールのある靴を履く人が増えた．ヒールの高さが3cm以下であれば問題はないが，4cmのヒールでは，かかととつま先の重心配分比は7：3に，7cmのヒールでは4：6となる．ヒールの高い靴はつま先に大きな負担がかかる．ハイヒールを長時間履いて足趾(そくし)のつけ根が痛くなった経験をもつ人は多いはずである．また，つま先の空間の少ない靴をはき続けることでつま先が変形(槌趾(つちゆび))する人もいる．良い靴選びが大切である．良い靴とは，①通気性がある，②底は滑らずクッション性が高い，③つま先が楽，④足の幅や甲の高さもあっている，⑤かかとが包まれているなどの条件が揃ったものである．
デザインなどファッション性だけで選ばないようにしよう．

---

1) 運動処方とは，運動の強度，時間，セット数，頻度および種目などを個人の体と目的に合わせて決めることである．
2) 運動処方はときどき修正することが大切である．
3) 運動負荷テストは最大酸素摂取量を求めるものであり，自転車エルゴメータ，トレッドミルなどを用いて測定される．
4) 最大酸素摂取量とは1分間あたり体重1kgあたりに体にとり込むことのできる酸素量のことであり，持久性能力の指標となる．
5) 体力テストは正しい方法で実施することが大切である．

11. 健康のために運動をしよう：身体活動基準

11.1 体力を高めれば健康が増進される

　第1章で述べたように，身体面での体力には運動能力に関係した行動体力と，外界からの侵害刺激に対する防御に関係した防衛体力とがある．どちらも健康の維持・増進にとって大切であり，適切な運動をすることにより体力は向上する．

(1) 全身持久力　　全身持久力のトレーニングを行うと，1回心拍出量が大きくなり心臓の予備力が増加するばかりでなく，冠状動脈が太くなる．また心筋に分布する毛細血管も増加するとされており，虚血性心疾患の予防や治療に効果がある．さらに，最大酸素摂取量($\dot{V}O_2max$)も運動により増加する．

(2) 筋力　　筋力が低下すると，体を支える力が弱くなる．とくに背筋と腹筋の筋力が低下し，双方のバランスがくずれ，腰椎の前弯が増強すると，椎間板，椎間関節，靱帯などへの負担が増大し，腰痛を起こしやすくなる．

(3) 柔軟性　　筋肉の疲労による腰痛は，かたくなった筋肉や関節をやわらげることによって軽快させることができる．日ごろから柔軟性を高めておけば，腰痛予防に役だつ．

(4) 酸化ストレス　　運動により活性酸素の発生を高め，酸化ストレスをひき起こす可能性がある．しかし，適度な量の運動を継続すると，骨格筋の抗酸化酵素（スーパーオキシドジスムターゼ，グルタチオンペルオキシダーゼ，カタラーゼ）やグルタチオン量が増加することが知られている．

(5) 免疫能　　防御力のひとつである免疫能は，運動により亢進されるという報告も見られるが，運動の種類，強度，持続期間などとの関係はいまだ明らかではない．

(6) 体組成　　体はおもに水分，タンパク質，脂肪およびミネラルで構成されている．また体組成は，とくに肥満との関連で，除脂肪組織と脂肪組織に大きく分けられる．運動能力は，筋肉，骨などからなる除脂肪組織量と関係が深い．脂肪

組織量の多い肥満は，糖尿病，高血圧，脂質異常症，動脈硬化症，脂肪肝などさまざまな病気を起こしやすい．

11.2 運動は発育を助け，老化を遅らせる

a. 発育段階と運動

(1) 発育と運動　ヒトは生後1年を過ぎるころから歩き始め，1年半から2年程度で多くの者が走ったり跳んだりできるようになる．この時期の動作は，成人のパターンとかなり異なっている．これは筋力が未発達なためで，筋力の増加に伴い，7歳ごろには成人の動作にほぼ近づく．

(2) 運動の学習指導　体力要素の発達に応じた活動内容を配分すべきである．走運動を例にとれば，単位時間あたりのステップ数(歩数)，すなわちピッチは，神経の働きによる動作の切り換え速度であり，幼児でもすでに成人と同じレベルに達している．これに対しストライド(歩幅)は，身長のちがいを考慮に入れてもなお，成人とはかなりの隔たりがあり，筋力の発達に伴って増加する．酸素摂取能力は，13歳以後，女子では停滞するが男子では急速に増加する．したがって，学習活動の内容は，これらの年齢段階に応じて配分することにより，発育，発達に効果的な刺激となる(図11.1)．

b. 成年期，高齢期の運動

加齢に伴い身体のさまざまな機能は低下し，体力もまた低下するが，図11.2のように，運動している者では頻度に応じてその低下が小さく，40歳を過ぎると，ほとんど毎日運動する者の体力は，運動しない者より約10歳若い水準にある．

図11.1(左) 体力要素の発達からみた学習活動の年齢に伴う配分関係図
(松井，1970 より)

図11.2(右) 運動・スポーツの実施頻度別新体力テストの合計点
64歳以下と65歳以上では，得点基準が異なる．
(文部科学省，平成21年度体力・運動能力調査報告書)

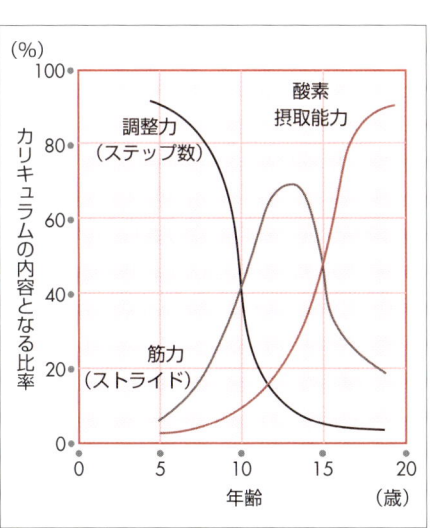

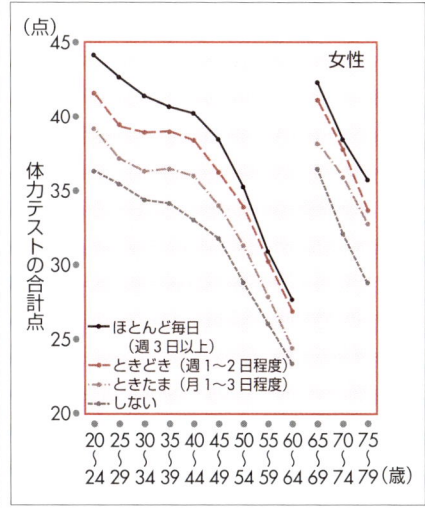

なお，トレーニングによる機能改善の可能性は，年齢にかかわりなく体力水準の低い者ほど高い．この可能性は，年齢が高くなるにつれて低下するものの，高齢者においても改善が認められる．

すなわち，同年代の者と比較し体力水準が低いほど，運動による機能の改善は顕著であり，健康状態が不良でない限りにおいて，運動を始めるのに遅すぎることはない．ただし，早くから始めるほど，同じ年齢において高い機能を保持することが可能である．

11.3 日本人の体力

a. 体力の推移

日本人の体力について，文部科学省により 1964 年以来ほぼ毎年実施されてきた体力・運動能力調査の成績がある．この調査内容は，筋力，全身持久力など体力を構成する基礎的要因別にみる体力診断テスト，走，跳，投など基礎的運動能力をみる運動能力テスト，および 30 歳以上の者を対象とする壮年体力テストから構成されている．体力，運動能力は，男女とも，小学生から大学生，勤労青少年まで，いずれの年齢段階においても，1975 年ころまで顕著に向上したがその後停滞し，1985 年ころ以降は低下傾向を示している．壮年の体力については，1984 年ころまでは男女とも年齢段階を問わず徐々に向上したが，その後ほとんどの年齢段階で停滞ないしはわずかな低下傾向を示している（図 11.3）．

1998 年以降は，各年代共通の種目とそれぞれの年代に適した種目を組み合わせた新体力テストが実施されている．その 10 年間の年次推移をみると，小学校高学年以上の青少年では緩やかな向上傾向，20〜30 歳代の女子では低下傾向，40 歳以降では男女とも緩やかな向上傾向を示している．

図 11.3 壮年体力テスト（左）と新体力テスト（右）の合計点の年次推移
（資料左：文部省，平成 9 年度体力・運動能力調査報告書．右：文部科学省，平成 21 年度体力・運動能力調査報告書）

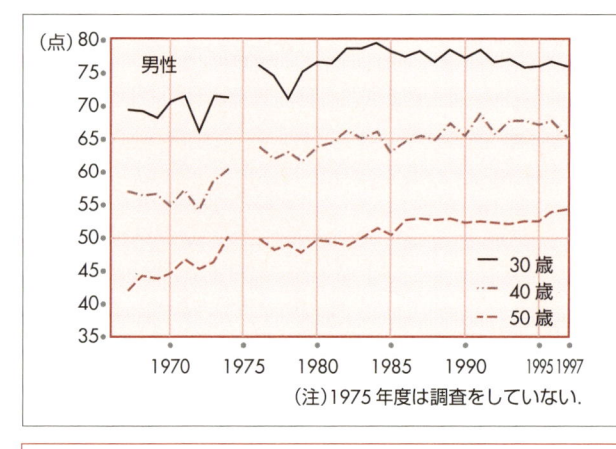

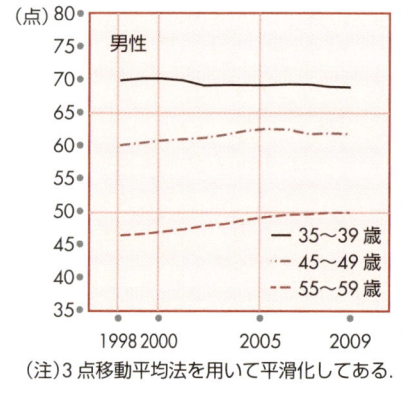

(注)1975 年度は調査をしていない．
(注)3 点移動平均法を用いて平滑化してある．

b. 体力水準向上の必要性

わが国の平均寿命は，「平成24年簡易生命表」（厚生労働省）によると，男性79.94歳，女性86.41歳と伸び続けている．また，2013年のWHO世界保健統計によると，男女平均は83歳で194か国中1位である．なお，今後ますます高齢化が進み，2025年には65歳以上の人口が全体の30.5％を占めると予測されている．一方，国民医療費の国民所得に対する割合は，年々増加している．したがって今後，老人ばかりでなく，国民全体が健康な生活を享受するためには，食生活を改善するとともに，運動習慣を身につけ，体力水準の向上を図ることが大切である．

11.4 どれだけ運動すればよいか

a. 生活習慣病の予防のために必要な体力

疫学的調査や臨床的研究によれば，全身持久力が一定水準以上の者においては，肥満症，高血圧症，脂質異常症，虚血性心疾患の罹患率が低い．したがって，全身持久力をある水準以上に維持すれば，生活習慣病におかされる危険性が小さい．この水準は，内外の研究結果をもとにして，『健康づくりのための身体活動基準2013』に，表11.1のような全身持久力の基準として示された．すなわち，これより低い場合はまずこの基準を満たすことを目指し，これより高い場合にも，生活習慣病予防の効果がより確実になるよう，体力の向上を目指すべきである．

b. 運動の負荷条件

(1) 強度と時間　全身持久力を向上させるために必要な強度と時間は，一般に図11.4のような関係がある．非常に高い強度の場合には5分間程度の短時間でも効果がある．平素から運動に親しんでいる若い人では，このような強度と時間の組み合わせを採用することもできるが，一般には安全面の立場から，70％以下の強度で15分間ほどの時間であることが求められる．多くの人に推奨できるのは50％程度の強度で30～40分間ほどである．

(2) 頻度　1週間に1回ではあまり効果が期待できないので，2回以上，できれば3～4回実施するのがよい．

表11.1 健康づくりのための全身持久力の基準　これらの強度での運動を約3分以上継続できた場合，基準を満たすと評価できる．（　）内は酸素摂取量．

年齢（歳）	18～39	40～59	60～69
男性	11.0 メッツ (39 mL/kg/分)	10.0 メッツ (35 mL/kg/分)	9.0 メッツ (32 mL/kg/分)
女性	9.5 メッツ (33 mL/kg/分)	8.5 メッツ (30 mL/kg/分)	7.5 メッツ (26 mL/kg/分)

［健康づくりのための身体活動基準2013］

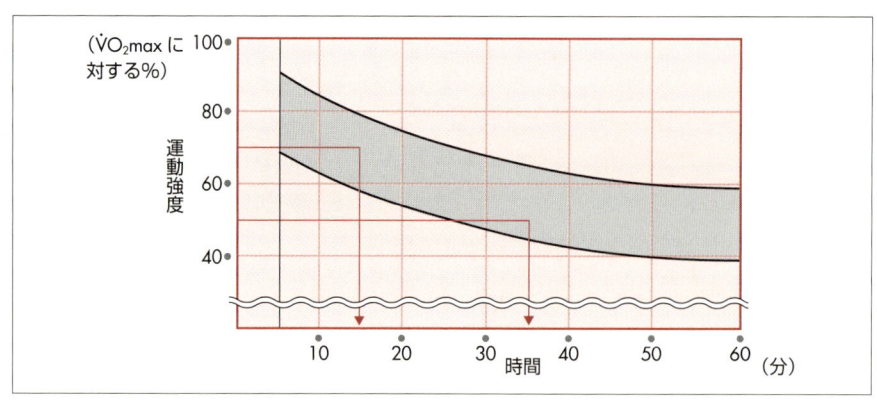

図11.4 運動強度と時間の組み合わせ
(体育科学センター編,健康づくり運動カルテ, p.56, 講談社 (1976)より改変)

(3) **運動の種類**　全身持久力の向上を図るためには,有酸素運動でなければならない.すなわち,ジョギングに代表されるような,全身の大筋群を使用し,設定した強度と持続時間が保証される運動であれば,どのような種目であってもよい.

11.5 健康のための運動の実際

A. 運動強度の求め方

(1) **心拍数による推定**　定常状態にある運動の最大酸素摂取量($\dot{V}O_2max$)に対する割合は,呼気の分析を行わなくても,安静時と運動時の心拍数(脈拍数)から,次の式によって推定することができる.

$$運動強度 = \frac{運動時心拍数 - 安静時心拍数}{最高心拍数 - 安静時心拍数} \times 100$$

ただし,最高心拍数 = 220 - 年齢

(2) **心拍数のはかり方**　運動を中断して直ちに15秒間の脈拍数(心拍数)を測定し,それを4倍した数値に,測定のために低下した脈拍10拍分を加算する.

B. コンディショニング

健康のための運動の強度については前述のとおりであるが,何年も運動らしい運動をしていなかった人の場合,いきなりこのような運動をすることは危険である.まず,速めの歩行などの軽い運動から始め,1か月から2か月,場合によってはそれ以上かけて,徐々に体を慣らしていかなければならない.

C. 注意事項

(1)運動時の注意　当日，体調のすぐれないときは，運動を中止するか，短時間の軽い運動にとどめる．運動を始める前には，整形外科的な障害を避け，また呼吸循環器系を適応させるため，準備運動(ウォーミングアップ)を行う．運動後は，ジョギングや歩行などによってクーリングダウンを行い，筋ポンプ(p. 23)を作用させて心臓への静脈還流を確保すると同時に，乳酸の速やかな消失を図る．

(2)整形外科的障害　運動の頻度を，1週間あたり3〜4回より多くすれば，全身持久力の向上はさらに効果的であるが，ランニングなどの場合，同じ運動を毎日のように行うと，膝や足などに整形外科的な障害をもたらす可能性が高くなるので，注意が必要である．このような痛みを感じた場合には，消失するまで運動を中止する．運動する頻度が低くても起こる場合には，下肢に負担のかかりにくい，水泳や自転車などの運動に変更することも検討すべきである．

11.6 健康づくりのための身体活動基準 2013

　より積極的な健康づくりのため運動が必要であることはこれまで本章で述べてきた．1989年策定の「健康づくりのための運動所要量」は，おもに冠状動脈疾患を対象としていたが，近年問題の生活習慣病やメタボリックシンドロームの概念の導入もあり，2006年に「健康づくりのための運動基準 2006」(以下基準 2006)に改定された．その後，2013年には安全で効果的な運動を広く普及させ，身体活動・運動の重要性について啓発をいっそう推進する必要から，国の施策を推進する取り組みの一環として，「健康づくりのための身体活動基準 2013」(以下基準 2013)および「健康づくりのための身体活動指針(アクティブガイド)」が策定された．

A. 策定の背景

①基準 2006 から 6 年以上が経過し，この間多くの身体活動および運動に関する疫学研究が実施され，多くの科学的エビデンスが新たに蓄積された．

②国の健康づくり施策として、2013 年度より「健康日本 21(第 2 次)」がスタートし，この中の身体活動にかかわる内容として，1)歩数の増加，2)運動習慣者の割合の増加，3)運動しやすいまちづくり・環境整備に取り組む自治体の増加があげられた．

③近年，身体活動不足が健康課題として全世界的に重要視されてきている．

④わが国において急激に進む高齢化に向けた介護予防，生活習慣病やがん予防のほかロコモティブシンドローム・認知症予防など国民の現状をふまえた新しい

身体活動の必要性が生じてきている．

B. 基準 2006 から基準 2013 への大きな変更点

①身体活動（生活活動および運動）全体に着目することの重要性から，名称を「運動基準」から「身体活動基準」に改めた．
②身体活動の増加でリスクが低減できるものとして、従来の糖尿病・循環器疾患等に加え，がんやロコモティブシンドローム・認知症が含まれることを明確化（システマティックレビューの対象疾患に追加）した．
③子どもから高齢者までの基準を検討し，科学的根拠のあるものについて基準を示した．
④保健指導で運動指導を安全に推進するために具体的な判断・対応の手順を示した．
⑤身体活動を推進するための社会環境整備を重視し，まちづくりや職場づくりにおける保健事業の活用例を示した．

C. 身体活動，運動，生活活動の考え方

　身体活動とは，骨格筋の収縮を伴い安静にしている状態よりも多くのエネルギー消費を伴う身体の状態をいい，これには「運動」と「生活活動」が含まれる．

　運動とは身体活動のうち，体力の維持・向上を目的として計画的，意図的，継続的に行う身体活動を指し，生活活動とは身体活動のうち，日常生活における家事，労働，通学・通勤，趣味などの身体活動を指す．

　また，身体活動の'強度'は、「メッツ(METs)」で表す．これは身体活動の強さが安静時の何倍に相当するかを示す単位である．すなわち，座って安静にしている状態が1メッツとなり、普通歩行の強度は安静時の3倍程度の強度を持つ活動なので、3メッツとなる(表4.3参照)．

　さらにこの運動強度に時間(h)と体重(kg)を乗じることで，誰でも簡単に運動時のエネルギー消費量を推算できるように紹介している．

　　エネルギー消費量(kcal)＝メッツ×時間(h)×体重(kg)
［エネルギー消費量算出例］
　・体重 50 kg の人が，4 メッツの運動を 1 時間行った場合
　　　4 メッツ × 1 h × 50 kg ＝ 200 kcal
　・体重 60kg の人が，6 メッツの運動を 40 分間行った場合
　　　6 メッツ × 2/3h × 60 kg ＝ 240 kcal

D. 身体活動量，運動量の基準値

　身体活動・運動量と生活習慣病との関係を示した国内外の文献から，生活習慣

表11.2 健康づくりのための身体活動基準2013の概要

血糖・血圧・脂質に関する状況		身体活動（＝生活活動＋運動）		運動	体力（うち全身持久力）
検診結果が基準範囲内	65歳以上	強度を問わず，身体活動を毎日40分（＝10メッツ・時/週）	今より少しでも増やす（たとえば10分多く歩く）	世代共通の方向性 ―	世代共通の方向性 ―
	18～64歳	3 METs以上の強度の身体活動を（歩行またはそれと同等以上）毎日60分（＝23メッツ・時/週）		3メッツ以上の強度の運動を（息が弾み汗をかく程度）毎週60分（4メッツ・時/週）	性・年代別に示した強度での運動を約3分継続可
	18歳未満	― 【参考】幼児期運動指針：「毎日60分以上，楽しく体を動かすことが望ましい」		―	―
血糖・血圧・脂質のいずれかが保健指導レベルの者		医療機関にかかっておらず，「身体活動のリスクに関するスクリーニングシート」でリスクがないことを確認できれば，対象者が運動開始前・実施中に自ら体調確認ができるよう支援したうえで，保険指導の一環としての運動指導を積極的に行う			
リスク重複者または受診推奨者		生活習慣病患者が積極的に運動をする際には，安全面での配慮が特に重要になるので，かかりつけの医師に相談する			

（身体活動の列には「運動週間をもつようにする（30分以上の運動を週2日以上）」の世代共通の方向性が含まれる）

病予防のために必要な身体活動・運動量の基準値を以下のとおり設定している（表11.2）．

① 18～64歳の身体活動量の基準（日常生活で体を動かす量の考え方）

　強度が3メッツ以上の身体活動を23メッツ・時/週行う．具体的には，歩行またはそれと同等以上の強度の身体活動を毎日60分行う．

② 18～64歳の運動量の基準（スポーツや体力づくり運動で体を動かす量の考え方）

　強度が3メッツ以上の運動を4メッツ・時/週行う．具体的には，息が弾み汗をかく程度の運動を毎週60分行う．

③ 65歳以上の身体活動（生活活動・運動）基準

　強度を問わず，身体活動を10メッツ・時/週行う．具体的には，横になったままや座ったままにならなければどんな動きでも構わないので，身体活動を毎日40分行う．

④ 18歳未満の基準値

　身体活動が生活習慣病および生活機能低下のリスクを低減する効果について十分な科学的根拠がないため，定量化に至っていない．ただし，文部科学省が2012年に示した「幼児期運動指針」などを参考に「毎日60分以上楽しく体を動かすことが望ましい」として，参考として示している．

　またすべての世代共通の方向性として，身体活動は「今よりも毎日10分ずつ長く（多く）歩く」，運動は「30分以上の運動を週2日以上行う」と示し，アクティブガイドではとくに前者の内容をわかりやすくするため「＋10（プラステン）」というキャッチフレーズのもと国民に広く普及させようとしている．

E. 体力の基準値

　生活習慣病の予防には体力の向上が必要だと説いている．そもそも体力とは，筋力，持久力，柔軟性などが含まれ，広義では精神力も含んでいる(p. 2 表 1.1)．このうち，生活習慣病との関係が強い全身持久力の基準値を定め，他の体力基準値についても検討されている．

a. 全身持久力

　基準 2006 では，全身持久力の基準値が最大酸素摂取量(mL/kg/分)で示されていたが，身体活動の強度と基準値の関係の理解を容易にするため，基準 2013 では「メッツ」でも示している．表 11.1 に示した強度での運動を約 3 分以上継続できた場合，基準を満たすと判断している．

b. 全身持久力以外の体力

　全身持久力と比較して，他の健康関連体力である「筋力/筋持久力」「敏捷性」「柔軟性」などと健康との関係を調査した研究は少なく，十分なエビデンスが得られていないため，基準 2006 同様，定量的な基準値は示していない．

---

1) 全身持久力を向上させると，生活習慣病の予防に効果がある．
2) 全身持久力を向上させるための運動は，一般には安全面から，最大酸素摂取量の 70%以下の強度であることが求められる．多くの人に推奨できるのは 50%程度の強度である．
3) 心拍数を測定することによって，運動強度を知ることができる．
4) 「健康づくりのための身体活動基準 2013」において，18～64 歳の身体活動量は 23 メッツ・時/週，運動量は 4 メッツ・時/週と策定されている．

12. 筋力をつけよう：身体トレーニング

　体力を向上させるにはトレーニングが必要不可欠である．トレーニングは「日常生活では用いないような大きな負荷(過負荷)を生体に与えることにより，機能や形態の向上を促すこと」であり，内容的には体力トレーニング，運動技能トレーニングという身体的要素を主にしたものと，心身のコントロール，集中力の増加などの精神的要素のトレーニングとに二大別される．本章ではおもに身体トレーニング(以後トレーニングと称する)について述べる．

12.1 トレーニングの効果

　トレーニングが適切に行われると，
① 各種体力の向上が望め，限界能力が向上する(パフォーマンスの向上)
② 心理的限界が生理的限界に近づく(火事場の馬鹿力)
③ 繰り返し行うと，技術(スキル)が向上し，むだのない動きが可能となる
などの効果が期待できる．適切なトレーニングを行うためにはいくつかの運動実施時の原則(p. 99 表10.1参照)を守る必要がある．

12.2 トレーニングの種類

A. 走行トレーニング

a. エネルギー供給機構別のトレーニング

　エネルギー供給機構には，有酸素的代謝系(有酸素系)，無酸素的解糖系(乳酸系)，ATP－クレアチンリン酸系(非乳酸系)の3つがある．表12.1に示すように，ローパワートレーニングは有酸素系，ミドルパワートレーニングは乳酸系，ハイパワー

表 12.1 エネルギー供給機構から見た走行トレーニングの分類

トレーニング	動員割合(%)		
	有酸素性機構（ローパワー）	乳酸性機構（ミドルパワー）	非乳酸性機構（ハイパワー）
加速走(スピード走)	5	5	90
持久走(低速)	93	5	2
持久走(高速)	90	8	2
インターバル走	70	10	20
ジョギング	100	0	0
レペティション走[*1]	40	50	10
ファルトレク走[*2]	40	40	20

*1 全力を集中して強い負荷を与えたのち，完全に疲労が回復するまで休息し，再び走る方法．
*2 クロスカントリーに近いかたちの持久走で森，林，芝地など自然の地形を利用して走行する方法．

トレーニングは非乳酸系機能を高める．

b. 休息のとり方による走行トレーニングの分類

走行と走行の間の休息の組み込み方による分類もできる（図 12.1）．

(1) レペティショントレーニング　全力集中型の強い負荷を与える一方，完全に疲労が回復するまで休息をとり，再び練習を行う方法である．無酸素運動の向上を目的としている．たとえば，300 m 走を全力で行い，15 分間の休憩をとることを 1 セットとして 4 セット行うことにより，体力向上に役立つ．

(2) インターバルトレーニング　運動と休息を交互に繰り返し，完全な休息はとらない方法であり，陸上だけでなく，水泳や筋力トレーニングにも利用される．インターバルトレーニングは，急走時に高まった心拍数が緩走時の休息により，速やかに低下するようになるために繰り返して行うことで心肺機能を高めるものである．有酸素性能力（持久性）向上に役立つトレーニングである．このためには急走時の運動強度と緩走時の時間をどれほどに設定するかが大切である．

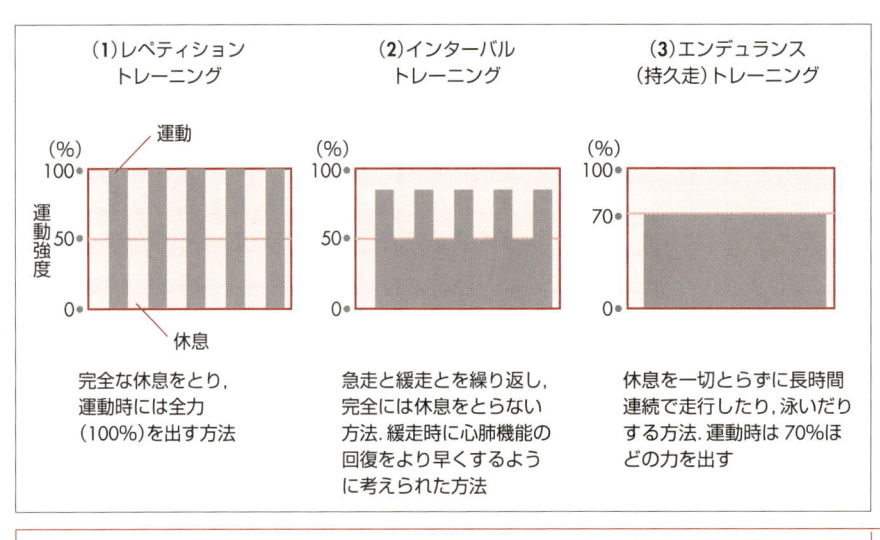

図 12.1 休息のとり方によるトレーニングの分類

(1) レペティショントレーニング
完全な休息をとり，運動時には全力（100%）を出す方法

(2) インターバルトレーニング
急走と緩走とを繰り返し，完全には休息をとらない方法．緩走時に心肺機能の回復をより早くするように考えられた方法

(3) エンデュランス（持久走）トレーニング
休息を一切とらずに長時間連続で走行したり，泳いだりする方法．運動時は 70%ほどの力を出す

一例をあげると,急走時には最大酸素摂取量($\dot{V}O_2max$)の70〜80%強度で行い,心拍数が180拍/分以上となるような距離(約200 m)を走行させる.一方,緩走時には,120拍/分以下とならないような休息時間(約45〜90秒)として走行させるとよい.休息時間の長短によりショートインターバルとロングインターバルトレーニングに分けられるが,前者は呼吸・循環器系を高め,持久性を養うだけでなく,酸素不足にも耐えうる体をつくり,スピードやそれに要する筋力を発達させるためにも役立つ.後者は持久性をおもに高める.

(3)エンデュランス(持久走)トレーニング　休息をとらずに長時間運動を継続して行うトレーニング法である.具体的にはLSD(long slow distance)トレーニングやファルトレクトレーニング,クロスカントリー走などがある.

LSDトレーニングは長い距離をゆっくり走ることであり,一般的なジョギングがこれに相当する.$\dot{V}O_2max$の50〜60%強度で心拍数110〜120拍/分ほどの負荷で1〜2時間継続して走る方法である.トレーニングの効果として,エネルギー基質が糖質から脂質への比率が増すことにより,内因性グリコーゲンの消耗が節約される.また,クーリングダウン時に30分ほど行うことにより乳酸の除去が促進する(積極的休息法)ことなどがある.

ファルトレクトレーニングは野外の自然環境下の地形を利用して行う,クロスカントリー走に近い持久走トレーニングである.いろいろな地形(砂地,林,芝草地など)を走ることで,さまざまな条件に対してうまく適応する能力が養われる.とくに地形に応じたスピードの切り替えがスムースに行われるようになり,柔軟で弾力的な筋肉,スピードと持久力が統合されたバランスよい発達が期待でき,短くて速いストライド(歩幅)を習得しやすい点に特徴がある.

クロスカントリー走は,起伏の激しい地形を上ったり下りたりすることで,走行のちがいやスピードの切り替えをスムースに行うためのトレーニング法である.土や草の地面はコンクリートやアスファルト路面とは異なり,膝や腰に対する負担が少ない.

B. 筋力トレーニング(レジスタンストレーニング)

筋力を鍛えるためのトレーニングにもいくつかの方法がある.基本的には負荷重量と回数を変化することにより筋肉に与える効果が異なる(表12.2).また,筋収縮様式による分類では,等尺性,等張性および等速性トレーニングがある.

a. 等尺性(アイソメトリック)トレーニング(p.16参照)

固定されたものを引っ張ったり,鉄棒などにぶら下がったりするような,筋肉の長さ,関節の角度が変化しない静的なトレーニング法であり,①特別な器具を必要とせず,手軽に行うことができる,②安全性が高く,中高年者にも向いている,③疲労が比較的少なく,オーバートレーニングになりにくいことが利点であ

表 12.2 筋肉に影響を与える負荷重量と回数

負荷重量(%)	回数(RM)	効果
100	1〜2	筋力
90	3〜5	
85	6〜8	
80	9〜10	筋肥大
75	11〜12	
70	13〜15	
50	20〜30	筋持久力
35	50〜60	

る．一方，欠点としては，①動的な筋力の発揮には効果が少ない，②トレーニングをした関節角度以外では効果が少ない，③トレーニングが単調であきてしまうなどがある．

b. 等張性（アイソトニック）トレーニング

短縮性（コンセントリック）トレーニングと伸張性（エキセントリック）トレーニングとに分けられる．

(1) 短縮性トレーニング　ダンベルをもち上げたり，自分の体重を利用した腕立て伏せなどを行うトレーニング法である．利点は，動的なトレーニングが可能な点である．欠点としては，バーベルやダンベルなどの器材を用意しなくてはならず，スポーツ障害の危険性が高い点などがある．

具体的なトレーニング方法には，① 10 RM 反復法，②ピラミッド法などがある．

10 RM 反復法は，最大重量（1 回だけ実施可能な重量＝ 1 RM：repetition maximum）の 65％程度の負荷を目安として 10 RM で反復する方法である．ピラミッド法は図 12.2 に示すように負荷を徐々に増加させ，1 RM で 1 回行ったら，逆に順次，75 〜 80％負荷強度に下げていく方法である．通常は両者とも 5 セットほどを目安として実施されている（図 12.2）．

(2) 伸張性トレーニング　短縮性トレーニングと比較すると，筋肥大を効果的にひき起こす点で注目される．しかし，筋損傷の危険性も高いので注意が必要と

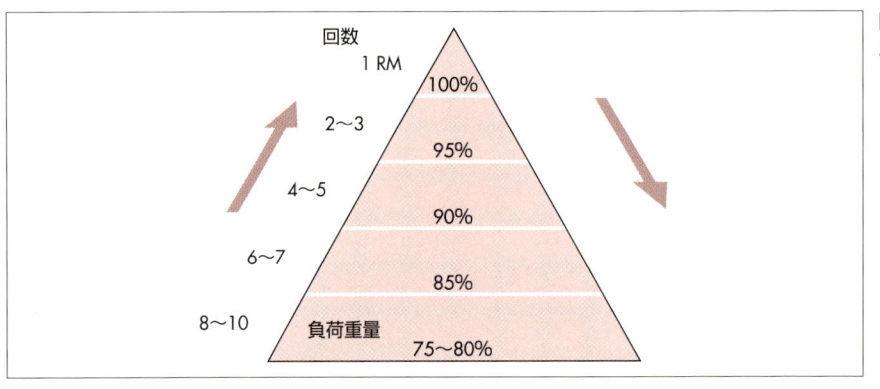

図 12.2 短縮性トレーニングのピラミッド法

なる．そのために近年では，伸張－短縮サイクルを用いたトレーニングとして，①プライオメトリックトレーニングや②スーパーセットトレーニングが行われている．プライオメトリックトレーニングは，筋の伸張を伴う負荷を行うと，弾性エネルギーが増し，引き続き行われるすばやい短縮性運動により，弾性エネルギーが再利用されると同時に，伸張反射による筋収縮のためにパフォーマンスの向上が図られるとするものである．このためには，伸張性収縮から短縮性収縮への時間をなるべく短時間ですばやく行うことが大切である．

一方，スーパーセット法では，2つの異なる筋（拮抗筋）を鍛える運動を2種目選び，これを1組として交互に休むことなく行う方法であり，負荷は最大筋力の50～70％とし，回数はオールアウトまで行う方法である．これを1スーパーセットと呼び，各セット間の休息は40～60秒として，5セット繰り返す方法である．屈筋と伸筋の両者を鍛えることはできるが，負荷重量は両者に同じ量をかけることになるので，筋力，筋持久力の弱いほうの筋肉に負担が偏らないような注意が必要である．

c. 等速性（アイソキネティック）トレーニング

等速性トレーニングは，サイベックスマシン（図12.3）などの特殊な機械を利用し，運動の速度がつねに一定となるよう（等速）に調節された環境下で行われるトレーニング方法である．関節可動域のいずれにおいても最大の筋力を発揮できる負荷様式である．自分の弱点の関節角度における筋力向上の目的に利用することが可能である．速度を調節し，速めれば筋力と同時に神経系の機能亢進にも役立つ．一方，ゆっくりと行うことで，リハビリテーション（機能回復）を必要とする患者にも比較的安全に利用される．欠点としては機器が高価な点である．

図12.3 サイベックスマシンを用いて，体幹部の筋力（腹筋，背筋）を測定

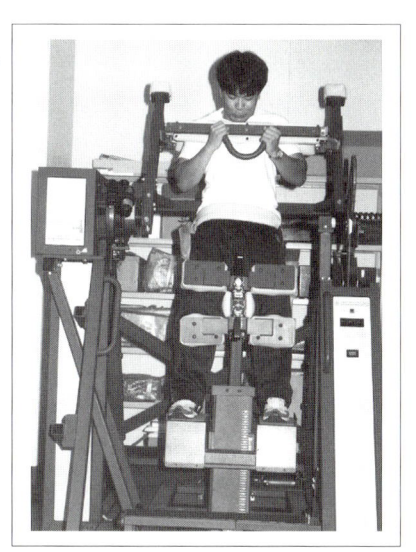

C. 複合型のトレーニング

筋力，筋持久力，敏捷性，全身持久力など総合的な体力づくりを目的としたオールラウンドなトレーニング法であり，いろいろな種目を組み合わせ，休息を入れないで順次実施していくものである．代表的なものに，サーキットトレーニング，ストレッチングなどがある．

a. サーキットトレーニング

①各種の運動能力（筋力，敏捷性，持久性）を高めるためにいろいろな種目を組み合わせ，回路式に順次行う広義のサーキットトレーニングと，②全身の各筋肉を増強させるために，いろいろなウエイトトレーニングを組み合わせ，総合的に筋力を高める狭義のサーキットトレーニングとがある．

①の各種運動能力を高める方法の一例としては，小・中学校の校庭のまわりに平均台（平衡性），棒登り（上腕筋），タイヤ跳び（調整力）などの運動器具が回路（サーキット）式に並べられており，子どもたちが順次楽しみながら1周まわることにより，基礎体力づくりが行われるようにしたものである．個人の運動能力に合わせ，それぞれの運動器具での負荷時間，回数などを調節し，総合的な体力向上を図るものである．フィールドアスレチックなどに設置されているのも同様で，1周することにより，あきることなく体力づくりが進められる点，各自の能力に合った負荷により，だれでもが楽しみのなかで体力づくりが行われる点が利点である．

注意点としては，基本的にどの種目に対しても水準以上の能力がないと，ある種目での負担が大きすぎて，障害を生じる危険性がある点である．それゆえ，指導者としては，①個々の種目がどれほどの運動強度があるのか，②その種目で体のどの部位に効果が出るのかについてよく把握しておくことが大切であり，これがスポーツ障害を予防することになる．ダンベルなどを用いた筋力増強中心の狭義のサーキットトレーニングでも長・短所は同様であり，表12.3にトレーニン

表12.3 筋力アップを中心としたサーキットトレーニング例

番号	種目名	鍛えられる筋
1	両脚ジャンプ	大腿四頭筋，腓腹筋，ヒラメ筋，大殿筋
2	両脚横上げジャンプ	大腿筋，大内転筋
3	片脚横上げ	大腿筋，側腹筋
4	上体曲げ	腹直筋，胸鎖乳突筋
5	腕立屈伸	上腕三頭筋，三角筋，大胸筋
6	背部伸展	広背筋，大胸筋，大腿二頭筋
7	膝伸展	大腿四頭筋
8	平行棒上移動	上腕三頭筋，三角筋，大胸筋，広背筋
9	懸垂	上腕二頭筋，大胸筋
10	重り巻き上げ*	浅指屈筋，手根屈筋，長掌筋

＊棒に糸で重りをつけ，その棒を巻き上げること．

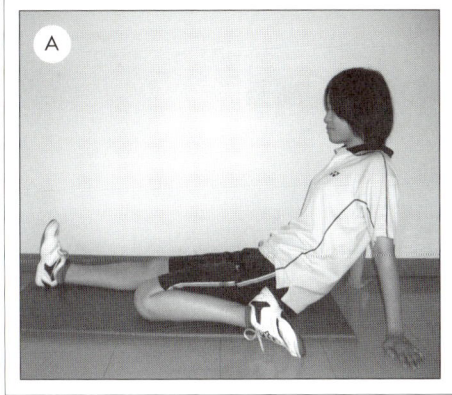

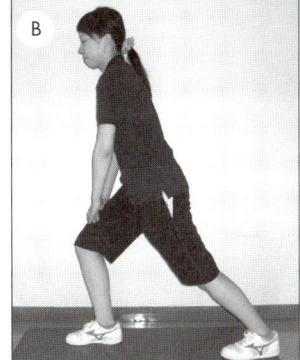

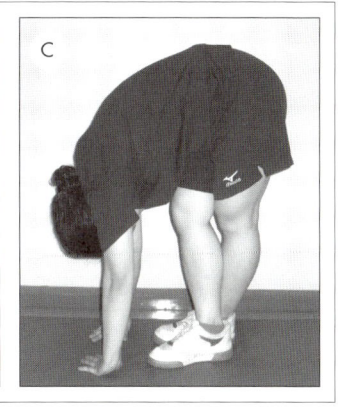

図12.4 ストレッチング例
(A) 大腿四頭筋(いわゆる太ももの前部)のストレッチング．(B) ふくらはぎのストレッチング．(C) ひざの後面のストレッチング．中高年者では，膝を軽く曲げて行ってもよい．

グの一例を示した．

b. ストレッチング

ストレッチング(図12.4)は筋肉，腱，関節を引き伸ばすことで筋肉の緊張をやわらげ，腱の働きを円滑にし，関節可動範囲を大きくする効果がある．基本的には静的で反動をつけないで行うストレッチングであり，以下の注意が必要である．

① ストレッチングは筋温を高めることは難しいので，最初にジョギングなどで体を温めてから行う．
② 伸ばし方は，始めは弱く，徐々に強さを増していく．
③ 伸ばす程度は「気持ちよい」と感じる程度とし，30秒ほど保持する．
④ 伸ばそうとする筋肉を意識して正しい方法で伸ばす．
⑤ ストレッチング中は自然に呼吸し，息を止めない．

D. トレーニングと休養

トレーニングを行う場合，その強度・回数などが不適切であるとオーバートレーニングとなる．①運動中止10分後でも心拍数が100拍/分を上回る，②同様に10分後でも息切れ状態が継続している，③中止後悪心や嘔吐がある，④実施当日に寝つきがよくない，⑤実施した翌日の目覚めがよくないなどの症状が出た場合は休養をとり，トレーニング内容の検討が必要となる．トレーニングは実施とその後の回復とがセットになって，超回復(事前の体力よりもわずかに高い体力水準となること)が起こる(p. 74 図7.1参照)．

超回復を期待するためには，十分な休養が必要となる．回復が十分でない時点で再度トレーニングを行うと，むしろ体力水準は低下し，場合によってはバーンアウト(燃えつき)やスランプ(長期の成績不振)を導くので注意が必要である．トレーニング(とくにウエイトトレーニング)は毎日行う必要はなく，むしろスポーツ障害を生じる危険性もあるので注意が必要である．

E. トレーニング計画の実際

トレーニングを実際に行うときには，以下の点に注意する必要がある．

① 筋温を高め，関節可動範囲を大きくし，スポーツ時の障害（ねんざ，肉離れなど）を予防するためにウォーミングアップを最初に行う．

② ウォーミングアップの時間は10～15分間程度を目安とし，ジョギング，柔軟体操，ストレッチングなどで構成する．

③ メイントレーニングは30～45分間を目安とし，集中的に効率よく行う．もっと長時間におよぶ場合は，45分間に1回，10分間ほど休息を入れ，水分の適度な補給などに努める．

④ メイントレーニングが終了したら，クーリングダウンとして10～20分間の軽い運動を行い，すぐに休むようなことはしない．

⑤ クーリングダウンはトレーニングによって疲労し硬くなった筋肉を回復するために，ストレッチング，ジョギング，整理体操を行う．この結果，血中乳酸値の減少や筋肉痛の軽減に役立つ．

なお，トレーニングは時間を多くするほど効果が高いわけではなく，適切な量を集中して行うことと，前後のストレッチングやジョギングを嫌がらずに行うことによって効果が得られるものである．そして，その後の適切な栄養素と水分の補給が体力づくりには不可欠であることを常に念頭に置く必要がある．

---

1) トレーニングは，エネルギー動員機構や筋収縮の相違など，目的に応じた方法を用いる．
2) トレーニング後は休息により超回復を図る．
3) トレーニングの前後にはウォーミングアップとクーリングダウンを必ず行う．
4) ウォーミングアップとクーリングダウンには，筋温をおもに高めるジョギングと，筋肉，関節に刺激を与えるストレッチングを組み合わせて行う．
5) ストレッチングは反動をつけず，ゆっくりと自然呼吸の状態で行う．

13. 運動で病気を治そう：運動療法

13.1 運動療法の基本的事項

A. 運動療法の効果はどんなもの

適切な運動は循環器や呼吸器の機能，脂質や糖質の代謝，体組成，精神面など，さまざまな面に好影響を与える．このため，運動療法は多くの疾患の予防と治療に用いられている．

B. 運動療法はどのような疾患に必要となるか

運動療法は，疾患に伴う身体の運動機能の障害や低下あるいは身体の調節機能の障害に対して，運動による予防と回復を目的としている．

a. 疾患により障害された運動機能を回復させる

関節の可動域の確保，筋力の増強，バランス訓練，筋肉の協調性の改善，持久力の改善，日常生活動作の訓練などが具体的な目標となる．

例：骨折，靭帯損傷，腰痛，変形性関節炎，関節リウマチ，四肢の切断，脊髄損傷，脳血管障害，脳性麻痺，パーキンソン病，デュシェンヌ型筋ジストロフィー症，嚥下障害，呼吸不全，心筋梗塞など

b. 疾患により異常をきたした身体の調節機能を回復させる

運動を行うことによりエネルギー消費量の増加，耐糖能の改善，HDLコレステロールの増加など，糖質と脂質の代謝改善が期待される．

例：高血圧，糖尿病，肥満

c. 予防的な運動療法

健常者においても，将来起こりうるさまざまな身体的な異常を予防する目的で運動療法は積極的に取り入れられている．

表 13.1　運動療法が禁忌となる障害

運動療法の禁忌
1. 安静状態が必要な重篤な疾患を有する患者
2. 不安定な狭心症
3. 発作後間がない心筋梗塞症
4. 安静時の血圧が拡張期 120 mmHg 以上または収縮期 200 mmHg 以上の高血圧
5. 重症の心室性または心房性不整脈
6. 急性うっ血性心不全
7. 2 または 3 度の房室ブロック
8. 重度の大動脈弁狭窄症
9. 解離性大動脈瘤
10. 血栓性静脈炎や心内血栓
11. 高熱や悪寒，急性感染症
12. 活動性の心筋炎や心内膜炎
13. その他，医師の判断で運動療法を禁止する場合
運動療法に十分な配慮を必要とする場合
1. 安静時の血圧が拡張期 110 mmHg 以上または収縮期 180 mmHg 以上の高血圧
2. 運動により血圧が異常に上昇する場合
3. 安静時に 120 拍以上の洞性頻脈が認められる場合
4. 心室瘤
5. 伝導異常（左脚ブロック，ウォルフ・パーキンソン・ホワイト症候群，LGL 症候群，二枝ブロック）
6. 固定頻度のペースメーカー使用時
7. 未治療の代謝性疾患，慢性感染症
8. 妊娠末期，妊娠合併症
9. その他，医師が注意を要すると認めた場合

例：スポーツ障害，頸・肩・腕症候群，腰痛，高血圧，肥満，糖尿病，骨粗鬆症

C. 運動療法を行ってはいけない疾患

運動を行うことで突然死，急性心筋梗塞，不整脈など循環器系を中心とした重篤な障害をひき起こす場合がある．多くの場合，それらを起こす基礎疾患をもっている．したがって，原因となりうる障害をもつ患者は運動療法が禁忌になることがある．表 13.1 に示すような代表的な基礎疾患がある場合は原則禁忌である．

13.2　循環器疾患と運動療法

A. 高血圧は運動療法で改善できる

a. 高血圧は重大な循環障害の引き金

高血圧は収縮期血圧が 140 mmHg 以上，または拡張期血圧が 90 mmHg 以上の場合をいう．多くの場合はその原因がはっきりとしない，いわゆる本態性高血圧である．日本人成人の 20%は高血圧であるといわれている．この病態は動脈硬化を促進し，虚血性心疾患や脳卒中などをひき起こす危険因子である（図 13.1）．

図 13.1　日本人の主要死因である高血圧

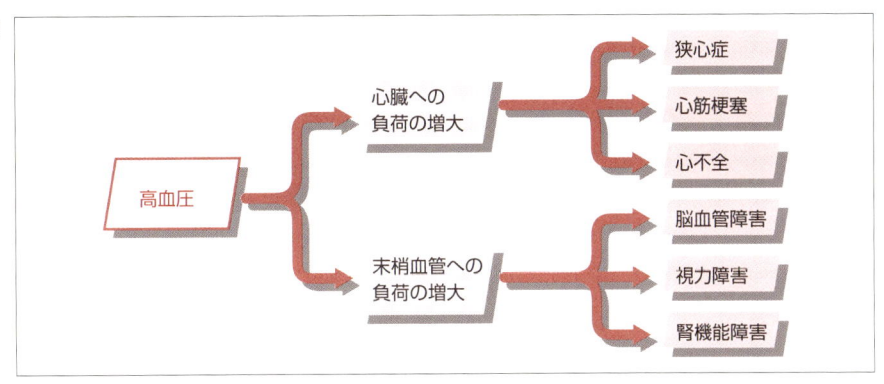

b. 高血圧の治療と予防

　高血圧の一般的な治療法は薬物療法と非薬物療法に分けられる．薬物療法においては降圧利尿剤，βブロッカー，カルシウム拮抗剤，アンジオテンシン変換酵素(ACE)阻害薬，アンジオテンシンⅡ受容体拮抗薬(ARB)などが患者の病態に合わせて使用される．非薬物療法としては，血圧を上げる原因となるような生活習慣の改善が必要となる．通常は塩分の制限，節酒，肥満の場合は減量，そして運動である．運動は食事療法とならぶ非薬物療法の重要な要素である．

c. 運動療法の血圧低下作用

　運動療法の効果はよく知られており，軽度の高血圧患者が10週間程度の運動療法により，収縮期血圧／拡張期血圧がおよそ10／5 mmHg 低下するといわれる．また予防法としても有効で，運動習慣のある者は運動不足の者に比べて危険度が20〜50％も低くなるといわれている．とくに運動療法の初期には体液量の減少や循環血液量の低下などにより，降圧効果を示す．

　また運動を続けることにより交感神経活動の抑制，血管拡張あるいは血液粘度の低下などが見られ，これが結果的に降圧効果をもたらすと考えられている．

d. 高血圧の治療や予防に適した運動療法とは

(1) 動的な等張性運動がよい　　運動の種類に注意が必要である．高血圧の治療には動的な等張性運動が向いており，静的な等尺性運動はむしろ昇圧作用がある．

(2) 適当な運動の強度と量　　最大酸素摂取量($\dot{V}O_2max$)の40〜60％相当の強度が望ましいとされる．この量は血中の乳酸値と運動強度から求めた乳酸性作業閾値(p. 75 図7.2参照)相当である．ただ高血圧患者に実際に負荷試験を行うことは望ましくないので，心拍数で代用することもある．この場合，20歳代は125拍/分，30歳代120拍/分，40歳代115拍/分，50〜60歳代110拍/分，70歳代以上で100拍/分程度が目標とされる．運動の持続時間は最低でも10分間は必要であり，できれば30〜60分程度は行うことが望ましい．また週に3回程度の頻度を確保すべきである．効果が現れるには10週間程度の持続が必要である．

B. 虚血性心疾患の予後と運動療法

a. 心筋梗塞の治療初期におけるリハビリテーション

発症当初はCCU（冠疾患集中治療室）に収容し，安静を保ち，冠動脈拡張剤や，鎮痛剤の投与，酸素吸入などを行う．その後退院までの3～4週間を急性期と位置づけ，治療が施される．この間は基本的には心臓に負担を与えず，退院後に日常生活や通院が可能となることを目標に段階的に活動量を増やすプログラムが組まれる．

b. 退院前後の運動療法

心筋梗塞の発作後2～3週間を過ぎると，日常生活動作のリハビリテーションに加え，運動療法本来の効果を得るための運動処方が実施される．効果は次のような点があげられる．

① 最大酸素摂取量（$\dot{V}O_2max$）の増大が得られる．
② 安静時心拍数や収縮期血圧の低下が期待できる．
③ 末梢組織における乳酸産生が抑制され，呼吸性代償作用が減少する．
④ 肥満が防止される．
⑤ 二次予防に効果が高い．
⑥ 生活の質（QOL）の向上．

これらを実現する望ましい運動療法とは次のようなものである．

(1) 運動の種類　持久的で律動的な等張性運動が望ましい．
(2) 運動の強度　通常は最大運動強度の60％程度を目安とする．
(3) 運動の時間　日常生活動作における動作時間は病状に応じて決める．運動療法は30～60分，週に3～5回とする．運動の前後にはウォーミングアップとクーリングダウンを行う．
(4) 運動療法の効果判定　$\dot{V}O_2max$の測定などが望ましいが，比較的簡単にできる方法としては一定の運動負荷における心拍数を測定し，その低下を観察する．
(5) その他の注意点　とくに自宅での運動療法では無理をすると危険である．患者自身が脈拍を確認し，120拍/分を超えたときや，動悸や息切れなどの症状が現れたときは速やかに運動を中止する．また寒い日や暑い日，あるいは食事直後なども運動を避ける．

c. 虚血性心疾患の予防における運動の効果

運動療法は心筋梗塞発症後のみならず，一般的に虚血性心疾患の予防効果も期待される．運動による血圧低下，肥満の改善，脂質代謝の改善などにより虚血性心疾患に対する予防効果が生まれる．またこのような副次的な効果だけではなく，運動自体にも心臓への負担の軽減，心血管系の発達などによる直接的な心疾患予防効果が知られている．

13.3 呼吸器疾患と運動療法

A. 呼吸不全とは

呼吸器は大気中の酸素を摂取し、血中の二酸化炭素を排出するための臓器である。この臓器になんらかの障害が起こり、ガス交換が正常に行えなくなった場合、血液中の酸素分圧が低下し、組織に十分な酸素を送れなくなり、場合によっては二酸化炭素分圧が異常高値を示す。このような状態を呼吸不全といい、1か月以上も続いた場合を慢性呼吸不全と呼んでいる。呼吸困難とともにチアノーゼ、咳、痰などの症状を示す。

B. 呼吸器疾患に運動療法が有効

a. 運動療法が有効な呼吸器疾患

慢性の呼吸器疾患は閉塞性換気障害と拘束性換気障害に分けられる。前者は、気道が狭窄し十分な呼気量が得られなくなった場合で、慢性閉塞性肺疾患や慢性気管支ぜん息などがある。後者は肺の拡張が障害された状態で、肺結核後遺症、特発性間質性肺炎などがある。これらの換気障害のほか、肺がんや肺炎などで長期にわたって臥床した場合や、筋ジストロフィーなどの神経・筋疾患による呼吸不全などもある。運動療法は呼吸不全を改善し、耐久力を増すために行われる。

b. 運動療法の概要

(1) **予備訓練としてのリラクゼーション** 呼吸困難を起こすと苦痛や疼痛などによって全身の筋肉が緊張状態にあり、かえって呼吸のための仕事量が増加している。このようなことからリラクゼーションは運動療法のスタートにとってたいへん重要である。

(2) **呼吸機能を確保するための呼吸、排痰、および呼吸筋増強訓練**
① 呼吸訓練では、腹式呼吸によるゆっくりとした大きな呼吸法を身につけ、換気効率を高める。ほかに口をすぼめてゆっくり呼出し、気道内圧を確保し呼気を80％程度で中止して自然な吸気を行う訓練方法がある。
② 排痰訓練は気道を浄化するために必要である。
③ さらに呼吸不全に陥った患者の耐久力を高めるために呼吸筋増強訓練が必要である。

簡便な方法としては、横隔膜呼吸を行いながら、腹部に重り(0.5〜3 kg)をおいて呼吸訓練を行う。

(3) **より高いQOLの改善をめざす耐久力の向上訓練** 呼吸不全の患者は健常

者よりも動脈中の酸素分圧が低いため，運動開始後まもなく運動を中止せざるを得なくなる．このため多くの患者は活動性が低下しがちである．その結果，廃用性萎縮を起こし，ますます活動性が低下し悪循環に陥り QOL が低下する．したがって最大酸素摂取量を増大させ，動作の耐久性を向上させるために，適当な強度で一定量の運動負荷を行うことが大切である．

13.4 代謝性疾患と運動療法

A. メタボリックシンドロームと肥満症の運動療法

　糖尿病，脂質異常症，高血圧症などの動脈硬化症をひき起こす生活習慣病の発症には共通のリスク因子があり，特に内臓脂肪型肥満とインスリン抵抗性がこれらの疾患の根底にある．これらの動脈硬化症のリスク因子を合わせもつ状態をメタボリックシンドロームと診断し，近年増加している動脈硬化症を早期から予防するようになった．つまり，図 13.2 のように生活習慣病の治療はその疾病だけに注目するのではなく，その根底にある肥満を見落としてはならない．生活習慣病においては体重や腹囲(内臓脂肪量)を減らすことこそ最も重要な治療である．

a. 肥満治療の原則

　体重を減らすためにはエネルギー出納を負にして，体脂肪を燃焼させなければならない．同時に筋肉などの除脂肪体重を減らさないことがリバウンド防止につながる．そのために減量には運動療法が必ず必要になってくる．しかし，運動は患者が思っているほどエネルギーを消費しない．たとえば，体重が 75 kg の人が

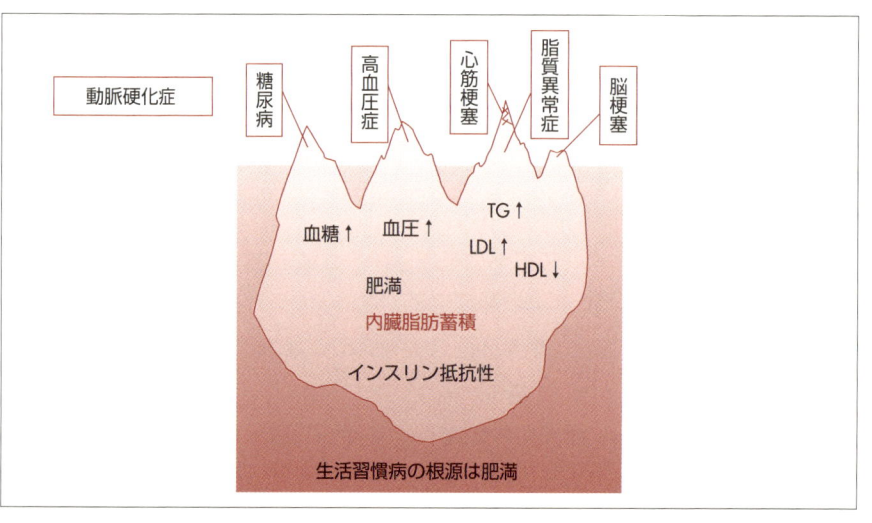

図 13.2　生活習慣病は氷山の一角

30分歩行しても約120 kcalしか消費できない．運動と同時に食事療法による摂取エネルギーの制限もやはり必要になってくる．

b. メタボリックシンドローム患者の運動療法

(1) 目標　　内臓脂肪を減らすことを目的として，まずは2～3か月で腹囲の5%減を目指す．腹囲が測定できない場合は腹囲1 cm減 ＝ 体重1 kg減を目安にする．この程度の減少でも臨床的改善が十分に期待できる．

(2) 運動量　　有酸素運動を中心に行ない，筋肉量の維持・増強としてレジスタンス運動を合わせるとさらに効果的である．ただし，ライフスタイルの中に自然に組み込めるような，無理のない運動から始める．「健康づくりのための身体活動指針2013」では日常の望ましい運動量として，3メッツ(METs)以上の強度の身体活動を毎日60分(23メッツ・時/週)を推奨しており，この運動量を目安にする．

c. 肥満症患者の運動療法

(1) 目標　　BMI(体格指数，体重(kg)/身長(m)^2)が30以上の肥満症患者では6か月で体重の10%減を目指す．また，減量を目的として入院治療を行う場合にはより短期間に20%減を目標に設定することもある．

(2) 運動量　　リバウンド防止のために筋肉量の維持・増強を目的としたレジスタンス運動を組み込み，膝など下肢関節に負担が少ない有酸素運動(水中歩行やエルゴメータなど)でエネルギー消費量を確保する．目標達成のために，エネルギーバランスをしっかり計算しながら食事療法と運動療法を行う．1日に400～500 kcalの運動量が必要になることが多い．しかし，骨・関節の障害や変形，虚血性心疾患，睡眠時無呼吸症候群などを併発している患者は，運動療法の適応とはならない．

B. 糖尿病患者の運動療法

2型糖尿病は食生活習慣の悪化を原因とする肥満から始まり，インスリン抵抗性の亢進，高インスリン血症，インスリン分泌低下の経過をたどり，慢性的な高血糖状態が続く典型的な生活習慣病である．つまり運動習慣を含む食生活習慣の改善が糖尿病の根本治療である．一方，1型糖尿病は膵臓ランゲルハンス島B細胞の破壊によって絶対的なインスリン欠乏に至る自己免疫疾患である．しかし，安定した血糖コントロールを遂行するために1型でも運動療法は欠かせない．

a. 運動療法は大切な治療手段である

糖尿病の治療目的は，食事療法と運動療法(と薬物療法)によって血糖コントロールを行い，さまざまな合併症を予防することである．血糖コントロールのために運動療法は重要な治療手段である．第一に運動はグルコースや脂肪酸の利用を促進し血糖値を低下させる急性効果をもたらす．継続的な運動は，1日のエネルギー消費量が増すことでエネルギー出納を負の方向に保ち，減量することができる．

表 13.2　200 kcal の運動時間(分)

メッツ（METs）	体重					
	50 kg	60 kg	70 kg	80 kg	90 kg	100 kg
3.0	76	63	54	48	42	38
4.0	57	48	41	36	32	29
5.0	46	38	33	29	25	23
6.0	38	32	27	24	21	19
7.0	33	27	23	20	18	16
8.0	29	24	20	18	16	14

運動内容は p. 40 表 4.3 より．
簡易式：エネルギー消費量(kcal) ＝ メッツ(METs) × 時間 × 体重(kg)で算出

食事療法だけの減量では骨格筋をも消耗してしまう可能性もあるが，運動療法を併用することで骨格筋は維持され体脂肪だけを減量することができる．このことはインスリン抵抗性を改善させるだけでなく，同時に血圧の低下や血中脂質の改善などももたらし，糖尿病合併症の予防の観点から見ても運動療法は非常に重要である．さらに，時間と内容が決められた規則正しい運動はライフスタイルの一部となって生活習慣改善の近道となる．

b.　運動療法の内容

インスリン感受性を高める有酸素運動が基本となる．具体的には歩行(ウォーキング)，ジョギング，自転車(エルゴメータ)，水泳など全身を使ってゆったりとした運動を行う．これらの運動は運動障害が少ない．強度は $\dot{V}O_2max$ の 50％が推奨され，運動時の心拍数で判定するなら 50 歳未満で 120 拍/分，50 歳以上では 100 拍/分を目安にするとよい．1 回の運動時間は 15 〜 30 分として 1 日に 2 回行うことが望ましい．あるいは，歩数なら 10,000 歩，エネルギー消費量を目安にするなら 200 kcal を目標としてもよい．その運動時間の目安を表 13.2 に示す．

さらにレジスタンス運動を付け加えることでより効果的な運動療法となる．これは筋量の維持・増強を目的として，負荷に対する筋肉トレーニングを行う．具体的にはダンベル，腹筋運動，腕立て伏せ，スクワットなどである．水中歩行は有酸素運動とレジスタンス運動の両者に属するので推奨されることが多い．

c.　注意すること

運動の開始前にはストレッチングなどの準備運動，終了時にはクーリングダウンを行い，体調不良によって運動ができなくなることを極力避ける．

インスリン療法や経口血糖降下薬服用の患者では運動中に低血糖症状が現れる可能性が高い．常に糖質を補給できるようにグルコース(ショ糖)やジュースなどを携帯して運動を行う．1 型糖尿病の患者ではあらかじめ糖質を中心とした補食を行ってから運動することが望ましい．

表 13.3 運動を禁止(中止)あるいは制限する場合

1. 体調	発熱がある,倦怠感がある,睡眠不足である,動悸がある,靴ずれなどで足が化膿している
2. 痛み	頭痛,腹痛,筋肉や関節に痛みがある
3. 血糖値と尿中ケトン体	コントロールが悪い状態である(空腹時血糖値 250 mg/dL 以上または尿ケトン体プラス 2 以上の陽性)
4. 合併症	増殖網膜症による眼底出血がある,糖尿病腎症第 3 期 B 以降の腎機能障害がある,糖尿病壊疽がある,高度の糖尿病自律神経障害がある,虚血性心疾患や心肺機能障害がある

運動を始めることによって食欲が増すことが考えられるので必ず食事療法も併用する。食事の量を厳守しなければ運動の効果は小さくなる。

d. 無理な運動は行わない

糖尿病患者が運動療法を行う場合には必ず医師によって,問診,内科的・外科的診察,胸部 X 線,心電図,尿・血液生化学検査,心機能検査などさまざまなメディカルチェックを行うことが大切である。また,患者自身は運動前に自覚症状を確認し,血圧や心拍数のチェックを行う必要がある。運動を禁止(中止)あるいは制限する場合を表 13.3 に示す。

C. 脂質異常症と運動療法

脂質異常症とは高トリグリセリド血症(TG ≧ 150 mg/dL),高 LDL コレステロール血症(LDL コレステロール ≧ 140 mg/dL),低 HDL コレステロール血症(HDL コレステロール < 40 mg/dL)のいずれかが該当する場合である。遺伝的素因が強く影響する原発性脂質異常症もあるが,ほとんどは過食と運動不足からなる生活習慣病である。

a. 運動による血中脂質の改善

運動がリポタンパク質リパーゼなどの分解酵素やレシチンコレステロールアシルトランスフェラーゼ(LCAT)などの転換酵素の活性を上昇させることから,脂質代謝の改善が期待できる。すなわち,キロミクロンや VLDL は減少し,HDL が増加することで血中リポタンパク質のバランスは正常化する。肥満などを伴うメタボリックシンドロームに該当する場合は,先項のとおり運動と食事を中心とした生活習慣の改善が必要である。しかし,肥満を伴わない場合は食事療法の効果が少ないだけに,運動療法が重要になる。高トリグリセリド血症と低 HDL コレステロール血症は運動単独による改善効果が認められているが,高 LDL コレステロール血症に対する効果については報告されていない。つまり,血中脂質全体のバランスを改善するためには運動療法と食事療法の併用がよい。

b. 運動療法の内容

運動のエネルギー源として脂質が最も利用される運動強度は $\dot{V}O_2max$ の 50% 程度の中等度なので,ウォーキングや自転車エルゴメータ程度の軽い有酸素運動を 30 分以上行なうのが効果的である。高トリグリセリド血症に対する運動の効

果は1か月後に観察できることが多いが,低HDLコレステロール血症に対する効果が現れるまでには数か月かかるので,あきらめずに根気よく継続することが大切である.

13.5 骨・関節疾患と運動疾患

A. 骨粗鬆症とは

骨の強さは,近年頻繁に耳にする骨密度だけではなく,骨質にも依存する.骨密度と骨質がともに低下することによって骨折リスクが増す疾患が骨粗鬆症である(アメリカ国立衛生研究所(NIH)2000年コンセンサス会議).

骨質は,材質特性と構造特性に大別される.材質特性からみれば,骨は約76%の無機質(カルシウムやリンなどのミネラル)と約24%の有機質(コラーゲンを含むタンパク質)によって構成されている.一方,骨の構造特性は,形態,骨微細構造,骨梁構造,皮質骨幅や多孔性(ポロシティ)などを含む.

a. メカノスタット理論

骨は歪みを感知して,歪みの大きさを常に一定に保とうとする(メカノスタット理論).つまり,大きな負荷が骨に加われば歪みは大きくなるが,歪みの大きさを一定に保つために骨量や骨強度を高める.反対に加わる負荷が小さくなれば,やはり歪みの大きさを一定に保つように骨量や骨強度を減じて撓みやすくする.バスケットボールやバレーボール,体操競技など着地や踏み切りに大きな衝撃が加わる動作が多いスポーツ選手の骨強度は高い.とくに骨折頻発箇所である腰椎や大腿骨近位端部で,これらスポーツ選手の骨密度は高い(図13.3).一方で,微小重力下の宇宙空間での長期間滞在や,長期間のギプス固定,ベッドレストによっ

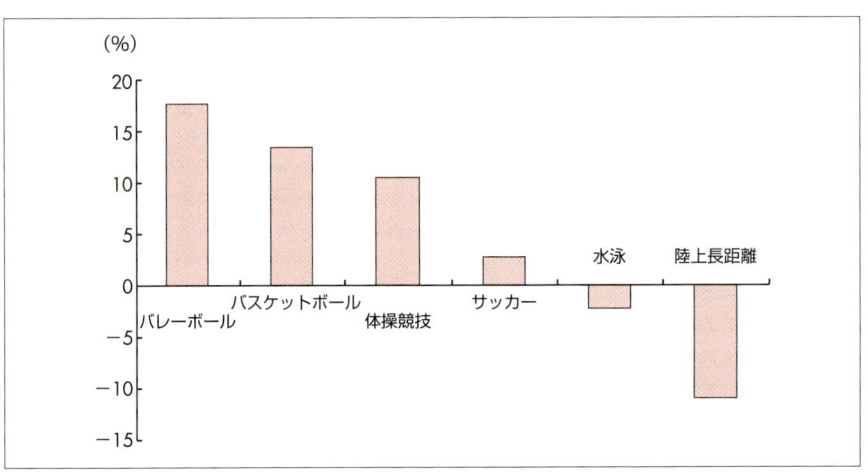

図13.3 非運動群に対する各種女性スポーツ選手の相対的腰椎骨密度
[本田亜紀子,健康運動プログラムの基礎(北川薫編),p. 54,市村出版(2005)より改変引用]

図13.4 女性の骨強度の加齢変化

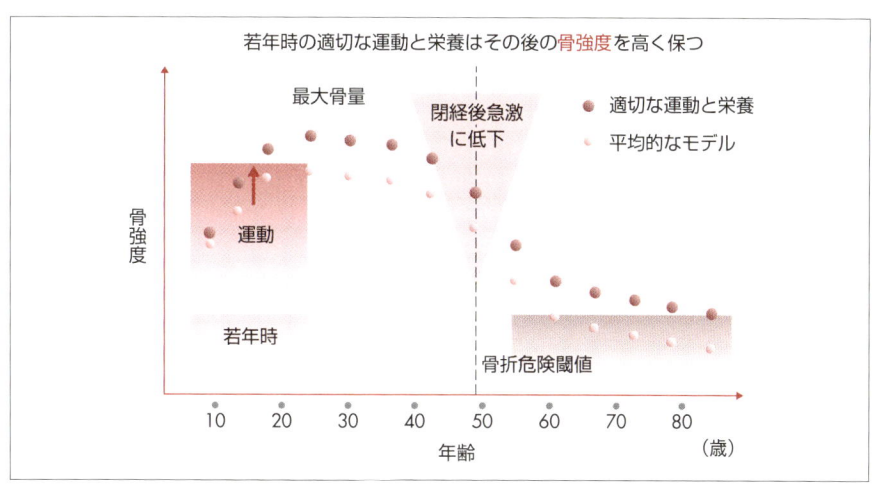

若年時の適切な運動と栄養はその後の骨強度を高く保つ

- 最大骨量
- 閉経後急激に低下
- ● 適切な運動と栄養
- ● 平均的なモデル
- 運動
- 若年時
- 骨折危険閾値

て骨塩量は減少する．

b. 骨代謝

骨は一見静的な組織に見える．しかし，成人の骨単位*(オステオン)の寿命は100〜300日くらいといわれている．骨組織内では破骨細胞による骨吸収と骨芽細胞による骨形成という骨代謝，すなわちリモデリングがダイナミックに繰り返されている．

* 骨細胞と骨基質からなる骨組織の構造上の単位

閉経を境にして前後5年間の更年期に骨量は急激に減少する(図13.4)．骨代謝からこの減少を説明すると，骨形成と骨吸収がともに亢進し，吸収量が形成量を上回る高代謝回転型の骨代謝状態といえる．閉経から年数を経た高齢者では骨形成と骨吸収がともに低下するために骨量が減少し，いわゆる低回転型の骨代謝状態となる．

c. 運動が骨強度におよぼす影響

以下にアメリカスポーツ医科学会(ACSM)のPhysical Activity and Bone Health (position stand : 2004)と，日本骨粗鬆症学会が「骨粗鬆症の予防と治療ガイドライン2006年版」として示している骨に対する運動の役割の概要を記す．

(1)若年期 高強度の骨への負荷は，若年者の最大骨量を増加させる．とくに負荷が加わる部位に対してその効果が有効である．しかし，無理な食事制限や月経不順，オーバートレーニングなどにより運動の骨に対する効果もなくなる可能性があるので注意が必要である．

効果的な運動の種類としては，ジャンプに代表される高インパクト動作を含む運動(バスケットボールやバレーボールなど)，体操競技，プライオメトリクスなどである．これらは運動強度が高く，週3回の頻度で，1日に10〜20分を目やすに行う．

(2) 成年期以降　40歳を過ぎると人種や性別に関係なく，1年に約0.5%もしくはそれ以上に骨塩量は減少していく．そこで重要になるのは骨塩量の減少を抑えることである．運動を習慣づけることで骨塩量の減少を抑制させることができるだけでなく，転倒による骨折のリスクを減らすことになる．

　効果的な運動の種類としては，体重が負荷として加わるような持久的運動，すなわちテニス，階段昇り，ジョギング，ジャンプを含む運動(バレーボール，バスケットボール)，レジスタンストレーニングなどである．これらは，普通～高い強度であり，体重が重量負荷として加わる持久的運動は，週に3～5回，レジスタンストレーニングは，週に2～3回の頻度で行う．時間は1日に30～60分(体重が負荷として加わるトレーニングやジャンプを含むトレーニング，そして大筋群をターゲットとしたレジスタンストレーニングを交えて)を目安に行う．

　年齢を重ねるにつれ，体力を含め個人差は拡大する．運動習慣があり体力水準の高い中高年は，より強度の高インパクト運動が効果的であるが，体力水準の低い中高年には，まず体重が負荷として加わる持久的運動が勧められる．中高年には個人にあった運動処方が重要である．

　トレーニングによる骨密度や骨塩量の増加量はわずか数%である．この増加量は，投薬による増量(～10%程度)と比べかなり低い．しかしながら，骨は運動負荷によるストレスが大きな場所に対して局所的に適応し，わずか数%の骨密度や骨塩量の増加ではあるが，骨構造が効率的に強化される．新たな骨形成は戦略的に行われ，最も必要な場所を補強する．このように，運動によって得た骨塩量や

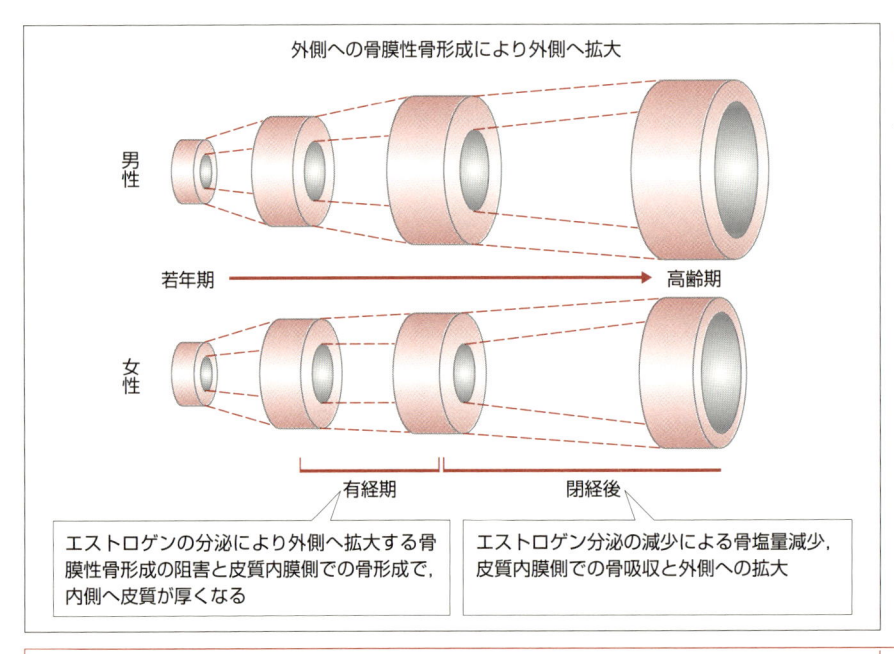

図13.5　加齢による長管骨の形態変化
[Seeman, E., *N. Engl. J. Med.*, **349**, 320-322 (2002)より改変]

骨密度は，投薬による骨塩量や骨密度より少ないが，戦略的に骨形態，骨構造より骨強度を補強しており非常に有効である．

d. 若年時の運動が後年の骨強度に及ぼす影響（図 13.5）

初経前に競技テニスを始めた群では上腕骨のサイズが大きく，骨強度も初経後にテニスを始めた群と比べ有意に高かった．初経後に競技テニスを始めた場合，皮質内膜側での骨形成が活発であり，骨構造による骨強度への貢献は少なくなる．つまり，初経前またその前後での運動は長管骨の骨膜性骨形成にとって非常に重要かつ効果的であることを示唆する．

男性は思春期にアンドロゲンが生成されることで，骨膜性骨形成を促進し，骨の径や皮質厚が増加する．

一生もち続けることのできるアドバンテージ

中学，高校時代の部活動における運動が，中高年となった約 40 年後の骨へおよぼす影響を紹介しよう(Kato, BJSM, 2009)．若年期の部活動による運動は，40 年後の筋量や身長，体重などには影響しなかった．しかしその効果は，骨塩量増加や大腿骨外径が太くなっていることに示されていた．大腿骨に代表される長管骨は，高齢期に皮質内膜での骨吸収により内側が削られ徐々に薄くなっていく．しかし，一度大きくなった骨は外側から削られることがないため，学生時代のスポーツによって獲得したアドバンテージは，一生もち続けることができる可能性がある．

B. 関節疾患には運動療法による訓練が必要

a. 変形性関節症

(1) 変形性関節症とはどんな病気　　関節の軟骨は加齢にしたがい退行性の変性が進み，摩耗や剥落などによる変形が進む．とくに中高年になると肥満傾向の中年女性が増えて，荷重による股関節や肘関節などへの負担が大きくなり，変形性関節症を起こしやすい．症状は，疼痛，運動の制限，関節液の貯留，変形などである．無症状のまま経過することもあるが，場合によっては人工関節への置換や骨切りなどの手術が必要となる．

(2) 運動療法の目的と概要　　この疾患の運動療法の目的は疼痛を軽減し，制限された関節可動範囲を広げ，荷重がかかっている関節の動きを改善することにある．本症の運動療法は理学療法士など専門職種により実施される．

まず疼痛を緩和し関節の可動範囲を確保する訓練を行い，次に筋力を増強する訓練が行われる．膝関節の場合は，大腿四頭筋の筋力強化と体幹の安定性を確保するための体幹筋力の増強が図られる．また股関節については大殿筋，中殿筋の

筋力低下に注意を払う必要がある．

この筋力増強訓練にあわせて実施されるのが歩行などの日常動作の訓練である．

b. 関節リウマチ

(1) 関節リウマチ　本症は，全身性の自己免疫疾患の一種であり，多発性の関節炎とともにしだいに軟骨や骨を破壊し，関節の拘縮(こうしゅく)や強直，変形，亜脱臼や筋肉の萎縮などが全身に生じる．疼痛が強く患者の苦痛は大きい．

(2) 運動療法の目的と概要

① 患者の疼痛を軽減し，リラックスさせる．
② 関節運動の可動範囲を確保する．
③ 局所の血流を改善し，筋肉の柔軟性を取り戻す．
④ 水中にて体重の負荷を軽減させ関節への圧迫をなくしたうえで自発運動を行い関節可動範囲を拡大する．
⑤ 本症の患者には特徴的な姿勢が見られるのでこれらを予防するとともに無理なく日常生活動作が行えるように姿勢や動作に対する訓練を行う．

C. 骨折や靱帯損傷時の運動療法

a. 骨折は骨がつながればよいだけではない

骨折を起こすと，損傷部位を固定させるために，骨折部位周辺だけでなく全身的に関節の拘縮や筋肉の萎縮が起こる．骨は単につながればよいのではなく，その後の生活活動のためには運動療法による機能回復が大切である．とくに高齢者には注意が必要である．

通常，固定している間の運動療法と固定を解除したのちの運動療法に分けて考える．前者においてはリラクセーションとともに固定部周辺の血流を改善し，関節の拘縮を防止するための等尺性運動と固定部以外の筋力強化を図る．後者においては固定によって生じた疼痛や筋力の低下，関節の拘縮などを速やかに除去して，機能の回復を図る．

b. 重要性が高い靱帯損傷に対する運動療法

靱帯は関節運動を正しく制御し，誘導するための膠原線維束(こうげん)である．したがってこの部分が損傷すると関節運動が正常に行えなくなる．とくに膝関節靱帯(前十字靱帯，内側側副靱帯，後十字靱帯など)の損傷は日常生活や労働・スポーツへの復帰に時間を要するので，運動療法の意義が大きい．

スポーツ選手の前十字靱帯手術後の60週間のリハビリテーションスケジュール例を示すと，手術後36週は修復された靱帯を保護しつつ徐々に活動レベルを上げていく期間，その後の12週は運動を開始し筋力や持久力を増していく期間，そして最後の12週はすべての運動を許可する期間となる．

13.6 神経・筋疾患と運動療法

A. 脳卒中の運動療法

　脳卒中は，脳梗塞，脳出血，くも膜下出血など脳血管の虚血あるいは出血によって，一過性あるいは持続的に障害された病態で，日本人の死因の上位を占めている．現在では医療の進歩により死亡率は減少したものの，多くの患者は後遺症として麻痺や運動機能障害を抱えている．

　脳卒中発症予防のための運動はメタボリックシンドロームにおける運動療法と同じである．

a. 機能回復のためのリハビリテーションを行う

　脳卒中発症後は後遺症の運動障害に対する機能回復のためのリハビリテーションが運動療法の目的である．そのリハビリテーションは急性期，回復期，維持期に分けられる．急性期とは発症直後から離床までの期間で，早期からリハビリテーションを行ったほうが合併症（褥瘡，関節拘縮を含む）の予防，在院日数の短縮，早期社会復帰などの面で有効とされている．ベッド上体位変換，座位訓練，車いすへの移乗訓練などを行う．30分以上の座位が可能になれば回復期に移行する．

b. 回復期の運動

(1) **機能回復**　　関節可動域運動，筋力運動を行う．機能低下した部分を直接的に回復させる以外に，関節痛の軽減や可動域確保によって次段階の運動が行いやすくなる．さらに代償部分の筋力増強にもなる．

(2) **バランス確保**　　片麻痺があっても平衡が保てるように協調性訓練を行う．

(3) **持久力確保**　　持久力を高めるため，歩行訓練から自転車エルゴメータ，トレッドミル走などを行う．再発予防のために運動中の血圧上昇に十分に注意する．

B. パーキンソン病の運動療法

　パーキンソン病は振戦，固縮，無動の三大徴候を伴い，これに姿勢反射障害によるバランス反応障害も加わった複雑な運動機能障害がある．振戦から始まることが多く，数年の間に一側性障害から歩行障害，全身障害へと進展し，最終ステージでは介助なしでは車いす生活に限られるようになる．

a. 運動によって筋力の低下を防ぐ

　固縮，無動，姿勢反射障害によって運動能力は著しく低下する．交互反復運動障害や動的バランス障害がみられ，さらに拘縮や変形なども合併して運動量は低下し，筋力低下や肥満を招く．筋力の低下によって運動量はさらに低下してしま

う．これらを防止するために運動療法が必要であり，生活するための筋力維持が最も大切な目的である．ボール投げ，ウォーキング，水泳のような簡単で大きな動きの運動が適している．1日30〜45分の中等度の運動を週3日以上行う．また，拘縮を予防するために関節可動域全体を使うように心がける．患者は四肢屈曲・前傾姿勢をとるようになるので，臥位にて股関節，膝関節，脊柱を伸展させる．

C. 筋ジストロフィー症の運動療法

筋ジストロフィー症は原因不明の遺伝性疾患で，進行性の筋萎縮とそれに伴う筋力低下がみられる．さまざまなタイプに分類される．X染色体遺伝性のデュシェンヌ型は最も多くて最も進行が早く，10年以内に歩行不能となる．ベーカー型はデュシェンヌ型の良性タイプと称されるが25年以内に歩行不能となる．これらは寿命も短く重症度が高い．常染色体劣性遺伝性の肢帯型は20〜30年で歩行不能となる．常染色体優性遺伝性の顔面肩甲上腕型は進行が遅く，変形や拘縮もほとんどみられない．歩行能力の低下は遅く，寿命をほぼまっとうできる．

a. 運動で病気の進行を抑える

(1) 関節拘縮の予防 拘縮は筋力のアンバランスが原因と考えられているが解明されていない．拘縮の予防には1日1回の関節可動域運動，ストレッチングが必要である．1日3時間以上の立位や歩行訓練が下肢関節可動域を維持するために有効であると報告されている．

(2) 筋力の維持・増強 日常生活で使用する筋を使用して，使わないことによる萎縮を予防する．そのためには少なくとも1日3時間の立位歩行が必要である．また，筋力増強については，比較的進行の遅い肢帯型と顔面肩甲上腕型は筋肉トレーニングで筋力の改善効果が認められているが，デュシェンヌ型ではあまり効果がないとされている．

b. 注意すること

筋ジストロフィーに心筋障害を合併する場合には心機能に応じて運動量を調節しなければならない．また，重症例では呼吸筋麻痺による著しい肺活量の低下もみられるので，呼吸訓練も必要になる．

13.7 消化器疾患と運動療法

A. 肝疾患（脂肪肝）の運動療法

肝疾患にはウイルス性肝疾患，肝硬変，肝がん，アルコール性肝疾患，脂肪肝

などさまざまな疾患がある．しかし，これらの疾患に対する運動の効果は明確ではなく，ウイルス性肝疾患患者に運動療法を行うと体力の改善効果はあるが，肝機能検査の改善などの疾患に対する直接的な治療効果は認められていない．唯一，生活習慣病である脂肪肝は運動療法による治療効果が期待できる．

a. 脂肪肝の治療には運動の効果が期待できる

脂肪肝の原因は運動不足と糖質やアルコールを中心とするエネルギー摂取過剰である．脂肪肝にはアルコールを飲まない人におこる非アルコール性脂肪性肝炎(NASH)もある．いずれの脂肪肝でも，その治療は運動習慣を含む食生活の改善が第一である．運動の内容は糖尿病や脂質異常症などの生活習慣病の場合と同じである．すなわち，$\dot{V}O_2max$ が 50％程度の有酸素運動とレジスタンストレーニングを組み合わせたものがよい．ウォーキング，自転車エルゴメータ，水泳，水中歩行などである．運動時間は脂肪酸の利用が進むように 30 分以上が望ましい．当然，継続してライフスタイルの中に自然に組み込めるような運動でなければならない．しかし，肝機能検査値(ALT や AST など)が異常に高値を示す場合や，すでに肝硬変に至っている場合には運動を控えて安静状態が勧められる．

B. 便秘の運動療法

便秘とは便中の水分が過度に腸管で吸収され，硬い便が形成されるために排便回数や排便量が減少して不快な残便感が残る状態をいう．便秘はその原因から 2 つに分類される．奇形や術後などの解剖学的異常や神経異常，先天性疾患などを原因とする器質性便秘と，大腸の運動低下，排便反射の低下，緊張亢進などによる機能性便秘である．一般的に多くみられるのは機能性便秘である．特に機能性便秘の中で，偏った食事が原因となる食事性便秘や大腸の運動低下による弛緩性便秘は生活習慣が大きくかかわるので，多くの患者はこれらの便秘の改善に運動が有効であると考えてしまうが，必ずしもそうではない．

a. 便秘と運動

激しい運動は小腸の蠕動運動を誘発するが，胃内停滞時間を延長させ食道への逆流から胸やけの原因になったり，消化管出血をひき起こしたりするなど，消化管に対してよいことばかりではない．便秘患者に軽い排便体操や運動などを勧めている施設もあるが，現在のところ運動単独での便秘改善効果に対する明らかなエビデンスはない．しかし，生活習慣の中に運動を取り入れることで，生活リズムが整って規則正しい排便時間が確保できれば便秘改善に繋がる可能性がある．さらに運動によって食欲が増し，食物繊維の摂取量が増えることも便秘改善に繋がる．つまり，直接的ではないが，規則正しい軽い運動は便秘解消の効果が期待できる．

1）運動療法はさまざまな疾患に用いられる．
2）運動療法を行ってはならない病態がある．
3）高血圧は適度の運動で改善することができる．
4）肥満の治療には $\dot{V}O_2max$ の 40〜60%強度の運動が適している．
5）糖尿病や脂質異常症の治療に運動は有効である．
6）骨粗鬆症の予防にも運動が大切である．

参考書

- オストランド運動生理学　P. O. Åstrand, K. Rodahl 著　浅野勝巳訳　大修館書店，1976
- 運動生理学　McArdle, W.D., Katch, F.I., Katch, V.L. 著　田口貞善，矢部京之助，宮村実晴，福永哲夫監訳　杏林書院，1992
- 図説運動の仕組みと応用第2版　中野昭一編　医歯薬出版，1996
- 運動生理学　石河利寛，杉浦正輝編著　建帛社，1989
- 運動処方の指針（原著第7版）　日本体力医学会体力科学編集委員会監訳　南江堂，2006
- 運動処方の実際　池上晴夫著　大修館書店，1987
- 青年の健康と運動　宇土正彦，正木健雄監修　現代教育社，1998
- 勝つためのスポーツ栄養学　Donath, R., Schüler, K-P. 著　奥 恒行，橋本 勲，大畠 襄，郡 英明，岩永光一訳　南江堂，1990
- スポーツの栄養・食事学　鈴木正成著　同文書院，1986
- 図説運動生理学入門　伊藤 朗著　医歯薬出版，1990
- 運動生理学改訂第3版　杉 晴夫編　南江堂，2001
- 健康増進のための運動ガイド　小林修平著　第一出版，1987
- 最新運動生理科学実験法　今泉和彦，石原昭彦編著　大修館書店，1998
- 図説運動生化学入門　伊藤 朗編著　医歯薬出版，1996
- 運動療法と運動処方第2版　佐藤祐造編　文光堂，2008
- 運動療法ガイド第4版　井上 一，武藤芳照，福田 潤編著　日本医事新報社，2006
- 現代のスポーツ医学　堀 清記編　廣川書店，1990
- 運動指導マニュアル　鈴木政登編著　文光堂，1993
- 健康測定（産業医）研修テキスト　中央労働災害防止協会編　中央労働災害防止協会，1991
- 再改訂動く，食べる，休む Science　上田伸男編　アイ・ケイコーポレーション，2009
- 「スポーツ医学」のすすめ I，II　慶応義塾大学スポーツ医学研究センター編　慶応義塾大学出版会，1997
- スポーツに必要な実践栄養学　岸野泰雄，森口 覚，水沼俊美著　診断と治療社，1995

運動生理学 人体の構造と機能 第2版 索引

1回換気量（tidal volume）	26
1回心拍出量（stroke volume）	24
10 m障害物歩行（10 meter obstacle walking）	107
Ⅰ型線維（type Ⅰ muscle fiber）	12, 43
Ⅱ型線維（type Ⅱ muscle fiber）	4, 44
A帯（A band）	9
ATP-クレアチンリン酸系（ATP-creatine phosphate pathway）	37
CCU（coronary care unit）	130
F-アクチン（F actin）	10
GI（glycemic index）	68
G-アクチン（G actin）	10
HDL（high density lipoprotein）	4, 50
HDLコレステロール（HDL-cholesterol）	135
LDL（low density lipoprotein）	4, 50
LDLコレステロール（LDL-cholesterol）	135
METs（metabolic equivalents）	39
NPRQ（nonprotein respiratory quotient）	35
QOL（quality of life）	109
RMR（relative metabolic rate）	39
T管系（transverse tubular system）	11
$\dot{V}O_2max$（maximum (maximal) oxygen uptake (intake) (consumption)）	102
Z線（Z line）	9
α-γ連関（α-γ linkage）	20
α運動ニューロン（α-motoneuron）	18
β酸化（β-oxidation）	50, 51
γ線維（γ fiber）	20

ア

アイソキネティックトレーニング→等速性トレーニング	
アイソメトリックトレーニング→等尺性トレーニング	
アクチン（actin）	9
アシドーシス（acidosis）	28
アセチルCoA（acetyl-CoA）	38
アデノシン三リン酸（adenosine triphosphate: ATP）	10, 37
アドレナリン（adrenaline/epinephrine）	29
アミノ基転移反応（aminotransfer reaction）	58
アミノ酸（amino acid）	52
アラニン（alanine）	52
アルカローシス（alkalosis）	28
安静時酸素消費量（resting oxygen consumption）	39
アンモニア（ammonia）	52, 76
医学的検査（medical examination）	92
イコサペンタエン酸（icosapentaenoic acid）	65
一次運動野（primary motor center）	21
一価不飽和脂肪酸（monounsaturated fatty acid）	62
インスリン（insulin）	29, 48, 64
インスリン感受性（insulin sensitivity）	134
インスリン抵抗性（insulin resistance）	132, 133
インターバルトレーニング（interval training）	120
ウォーミングアップ（warming-up）	96, 126
うつ熱（heat retention）	81
運動強度（exercise intensity）	39, 100, 114
運動終板（motor end-plate）	13
運動処方（exercise prescription）	98
運動性貧血（sports anemia）	53, 56
運動前野（premotor area）	21
運動単位（motor unit）	18
運動中枢（motor center）	21
運動能力テスト（exercise capacity test）	112
運動負荷試験（exercise loading test）	94, 99
運動不足症（hypokinetic diseases）	4
運動療法（exercise therapy）	98, 127
栄養補助食品（nutritional supplementary food）	69, 70
エストロゲン（estrogen）	138
エネルギー測定法（calorimetry）	33
エネルギー代謝率（relative metabolic rate）	39
エンデュランストレーニング（endurance training）	121
嘔吐（vomiting）	87
横紋筋（striated muscle）	8
悪心（nausea）	87
オーバートレーニング症候群（overtraining syndrome）	32, 74, 121
オーバーワーク（overwork）	73
オフシーズン（off-season）	66
オールアウト（all-out）	105

カ

階段昇降法（step test）	102
解糖（glycolysis）	6
化学調節域（chemically regulated zone）	84
架橋（cross-linking/crosslink）	13
核鎖線維（nuclear chain fiber）	19
核心温（core temperature）	86
核袋線維（nuclear bag fiber）	19
拡張期血圧（diastolic blood pressure）	25
角膜乾燥症（corneal xerosis）	58
加重（summation）	15
カゼインホスホペプチド（casein phosphopeptide: CCP）	66
活性型ビタミンD（activated vitamin D）	55
活性酸素（active oxygen）	76
滑走説（sliding theory）	13
活動張力（active tension）	17
カフェイン（caffeine）	69, 82

カーボ・ローディング（carbohydrate loading）	47, 61	血糖（blood sugar）	46
カルシウム（calcium）	55	ケトアシドーシス（ketoacidosis）	71
カルシトニン（calcitonin）	55	解毒機能（detoxication ability）	58
カルモジュリン（calmodulin）	11	ケトン体（ketone bodies）	71, 74
カロテン（carotene）	65	下痢（diarrhea）	31
肝硬変（cirrhosis）	142	腱器官（tendon organ）	20
間接エネルギー測定法（indirect calorimetry）	33	健康（health）	1
関節可動域（range of motion: ROM）	93, 139, 141	健康づくりのための運動基準2006	
関節痛（arthralgia）	93	（Exercise Standard 2006 for Health Promotion）	115
関節リウマチ（rheumatoid arthritis）	127, 140	健康づくりのための身体活動基準2013	
気化熱（heat of vaporization）	86	（Physical Activity Reference for Health Promotion 2013）	
基礎代謝（basal metabolism）	39		6, 40, 115
機能的残気量（functional residual volume）	89	腱受容器（tendon receptor）	20
急性疲労（acute fatigue）	78	降圧利尿剤（antidiuretic and antihypertensive drugs）	129
牛乳（cow's milk）	66	抗壊血病因子（antiascorbutic factor）	58
休養（rest）	81	口角炎（angular cheilitis; angular stomatitis）	58
胸式呼吸（costal (thoracic) breathing）	26	口渇（thirst）	87
強縮（tetanus）	15	高血圧（hypertension）	4, 128
胸痛（chest pain）	97	交叉伸展反射（crossed extension reflex）	22
局所疲労（local fatigue）	78	抗酸化酵素（antioxidative enzyme）	110
虚血性心疾患（ischemic heart diseases）	128, 130	抗酸化作用（antioxidative activity）	58
筋萎縮（muscular atrophy）	59	高山病（mountain sickness）	90
筋グリコーゲン（muscle glycogen）	60	拘縮（contracture）	15, 140, 141, 142
筋形質（sarcoplasma）	9	恒常性（homeostasis）	28, 78
筋原線維，筋細線維（myofibril）	9	高地馴化（altitude acclimatization）	91
筋ジストロフィー症（muscular dystrophy）	142	巧緻性（skillfulness）	2
筋鞘（sarcolemma）	9	硬直（rigor）	15
筋小胞体（sarcoplasmic reticulum）	9, 14	行動体力（fitness for performance）	2, 105
筋節（sarcomere）	9	高トリグリセリド血症（hyper-triglyceridemia）	135
筋線維（muscle fiber）	9	興奮（excitation）	12
筋電図（electromyogram）	80	興奮収縮連関（excitation-contraction coupling）	13
筋肉痛（muscle soreness）	93	高密度リポタンパク質（high density lipoprotein: HDL）	4, 50
筋疲労（muscle fatigue）	47	抗利尿ホルモン（antidiuretic hormone: ADH）	29
筋紡錘（muscle spindle）	19	呼吸筋増強訓練（respiratory muscle strength training）	131
筋ポンプ（muscle pump）	23	呼吸筋麻痺（respiratory muscle paralysis）	142
筋力（muscle force）	2, 110	呼吸困難（dyspnea）	97
クエン酸回路（citric acid cycle/tricarboxylic acid cycle）		呼吸商（respiratory quotient: RQ）	35
	6, 76	呼吸性アシドーシス（respiratory acidosis）	28
グリコーゲン（glycogen）	46, 77	呼吸性アルカローシス（respiratory alkalosis）	28
グリコーゲン・ローディング（glycogen loading）	47, 61	呼吸中枢（respiratory control center）	27
グリセミック指数（glycemic index）	68	呼吸不全（respiratory failure）	131
グリセロール（glycerol）	50	穀類（cereals）	65
クーリングダウン（cooling down）	48, 81, 96, 126	骨格筋（skeletal muscle）	8
グルカゴン（glucagon）	29	骨芽細胞（osteoblast）	4, 137
グルココルチコイド（glucocorticoid）	29	骨折（fracture）	127
グルコース（glucose）	65	骨粗鬆症（osteoporosis）	3, 56, 136
グルコース輸送体4（glucose transporter 4）	49	骨単位（osteon）	137
グルタチオン（glutathione）	76	骨軟化症（osteomalacia）	59
グルタチオンペルオキシダーゼ（glutathione peroxidase）	76	骨膜性骨形成（periosteal bone formation）	139
グルタミン（glutamine）	52	固定負荷法（immobilized loading method）	104
クレアチンリン酸（creatine phosphate）	37, 46	固有感覚受容器（proprioceptor）	19
クロスカントリー走（cross-country running）	121	コラーゲンの合成（collagen synthesis）	58
頸動脈小体（carotid body）	27	コリのサイクル（Cori's cycle）	48
血圧（blood pressure）	25	コレステロール（cholesterol）	66

コンディショニング（conditioning）	114

サ

最高心拍数（maximum heart rate）	24, 95, 99
サイズの原理（size principle）	19
最大酸素摂取量（maximum (maximal) oxygen uptake (intake) (consumption)：$\dot{V}O_2max$）	3, 99, 102, 117
最大重量（repetition maximum：RM）	122
サイベックスマシン（Cybex machine）	123
サーキットトレーニング（circuit training）	124
作業効率（work efficiency）	41
サプリメント→栄養補助食品	
サルコメア→筋節	
酸化ストレス（oxidative stress）	110
酸素負債（oxygen debt）	27
三連構造（triad）	11
自覚的運動強度（rate of perceived exertion：RPE）	94, 100
糸球体濾過量（glomerular filtration rate：GFR）	30
持久力（endurance power）	2
脂質（lipid）	35, 43, 50, 62
脂質異常症（dyslipidemia）	4, 135
膝蓋腱反射（knee jerk）	80
自転車エルゴメータ（bicycle ergometer）	94, 102, 104
シトクロム（cytochrome）	56
脂肪肝（fatty liver）	143
脂肪酸（fatty acid）	50
シャトルラン（shuttle run）	108
収縮期血圧（systolic blood pressure）	25
収縮張力（contractility tension）	17
柔軟性（flexibility）	110
終末槽（terminal cisterna）	11
馴化（acclimatization）	87
瞬発力（explosive muscular strength）	2
脂溶性ビタミン（fat-soluble vitamin）	57
上体起こし（sit ups test）	107
小脳（cerebellum）	22
蒸発（evaporation）	84, 85, 86
食物繊維（dietary fiber）	63
食欲消失（anorexia）	31
除脂肪組織（fat free tissue）	5, 110
自律神経系（autonomic nervous system）	78
心還流量（venous return）	3
心筋梗塞（myocardial infarction）	96, 130
神経筋接合部（neuromuscular junction）	13
神経支配比（innervation ratio）	18
人工関節（artificial joint）	139
靱帯（ligament）	4, 140
身体活動（physical activity）	115
新体力テスト（revised physical fitness test）	106, 112
伸張性収縮（eccentric contraction）	16
伸張性トレーニング（eccentric training）	122
心電図（electrocardiogram）	95
心拍出量（cardiac output）	3, 24
心拍数（heart rate）	3, 24
錘外筋線維（extrafusal muscle fiber）	19
錐体外路（extrapyramidal tract）	21
錐体路（pyramidal tract）	21
錘内筋線維（intrafusal muscle fiber）	19
水分補給（water supply）	68
睡眠（sleep）	81
水溶性ビタミン（water-soluble vitamin）	57
ステップテスト（step test）	94
ストライド（stride）	111
ストレス因子（stress factor）	2
ストレッチング（stretching）	125
スパイロメータ（spirometer）	26
スポーツ飲料（sports drink）	30
スランプ（slump）	125
生活活動（daily activity）	116
生活習慣病（life-style related diseases）	2, 6, 113
生活の質（quality of life：QOL）	109
静止張力（resting tension）	17
精神疲労（mental fatigue）	78
静的収縮（static contraction）	16
静的反応（static response）	19
脊髄（spinal cord）	22
脊髄運動中枢（spinal motor center）	22
脊髄反射（spinal reflex）	22
舌炎（glossitis）	58
赤筋（red muscle）	11
セットポイント説（set point theory）	87
セロトニン（serotonin）	76
全か無かの法則（all-or-none law）	15
潜函病（caisson disease）	90
全身持久力（total endurance）	110
全身疲労（systemic fatigue）	78
蠕動運動（peristalsis）	143
戦慄（shudder/shivering）	84
走行トレーニング（running training）	119
壮年体力テスト（adult physical-fitness test）	112
速筋線維（fast muscle fiber）	12

タ

体温調節中枢（thermoregulatory center）	86
代謝水（metabolic water）	54
体組成（body composition）	110
大動脈小体（aortic body）	27
大脳基底核（basal ganglia）	21
大脳皮質（cerebral cortex）	21
対流（convection）	85
体力（physical fitness）	1
体力診断テスト（physical fitness diagnosis test）	112
体力テスト（physical fitness test）	99, 105
多価不飽和脂肪酸（polyunsaturated fatty acids）	62
n-3系——（n-3 fatty acids）	62
n-6系——（n-6 fatty acids）	62
ダグラスバッグ法（Douglas bag method）	34
脱臼（luxation）	140

脱水症（dehydration）	87, 97	ナトリウム（sodium）	56
単収縮（twitch）	15	肉体疲労（physical fatigue）	78
短縮性収縮（concentric contraction）	16	二次運動野（secondary motor center）	21
短縮性トレーニング（concentric training）	122	日射病（sun stroke）	54
タンパク質（protein）	51, 62	乳酸（lactic acid）	48, 74, 95
タンパク質消化酵素阻害物質（protease inhibitor）	65	乳酸系（glucose-lactic acid pathway）	37, 119
タンパク質推奨量（recommended dietary allowance of protein）	53	乳酸性作業閾値（lactate threshold: LT）	75
		尿細管（renal tubule）	56
タンパク質同化ステロイド（anabolic steroids）	69	寝たきり状態（bed rest/inactive）	3
タンパク質尿（proteinuria）	80	熱射病（heat stroke）	54
チアノーゼ（cyanosis）	131	熱中症（heat stroke）	87
遅筋線維（slow muscle fiber）	4, 12	熱の産生（heat production）	84
中枢神経系（central nervous system）	78	熱平衡（heat balance）	84
中性温度域（neutral zone）	84	脳幹（brain stem）	22
中性脂肪→トリアシルグリセロール（neutral fat）	50	脳卒中（apoplexy）	3, 128, 141
超回復（supercompensation）	74, 125	脳波（elctroencephalogram）	80
長座体前屈（sit and reach test）	106	ノルアドレナリン（noradrenaline/norepinephrine）	29
直接エネルギー測定法（direct calorimetry）	33		
低血糖（hypoglycemia）	134	**ハ**	
低ナトリウム血症（hyponatremia）	88	肺活量（vital capacity）	26, 89
低密度リポタンパク質（low density lipoprotein: LDL）	4, 50	肺換気量（pulmonary ventilation capacity）	26
鉄（iron）	56	肺胞（alveolus）	89
伝導（conduction）	13, 85	廃用性萎縮（disuse atrophy）	132
動悸（palpitation）	130	吐き気（nausea）	31
糖質（carbohydrate）	35, 43, 46, 60	パーキンソン病（parkinsonism）	21, 141
等尺性収縮（isometric contraction）	16	バソプレッシン（vasopressin/antidiuretic hormone: ADH）	29
等尺性トレーニング（isometric training）	121		
糖新生（gluconeogenesis）	46	発育不良（arrested development）	58
等速性収縮（isokinetic contraction）	16	発汗（sweating/sensible perspiration）	30, 54, 84
等速性トレーニング（isokinetic training）	123	白筋（white muscle）	11
等張性運動（isotonic exercise）	129	パフォーマンス（performance）	119
等張性収縮（isotonic contraction）	16	バリアフリー（barrier-free）	107
動的収縮（dynamic contraction）	16	バーンアウト（燃えつき）（burn out）	125
動的反応（dynamic response）	19	非アルコール性脂肪性肝炎（non-alcoholic steatohepatitis: NASH）	143
糖尿病（diabetes mellitus）	133		
洞房結節（sinoatrial node）	24	ビタミンA（vitamin A）	58
動脈硬化（atherosclerosis）	51, 128	ビタミンB_1（vitamin B_1）	49, 57
ドコサヘキサエン酸（docosahexaenoic acid）	65	ビタミンB_2（vitamin B_2）	57
突然死（sudden death）	96	ビタミンB_6（vitamin B_6）	58
ドナジオ反応（Donaggio's reaction）	80	ビタミンC（vitamin C）	58, 62
ドーピング（doping）	69	ビタミンD（vitamin D）	59, 62
トリアシルグリセロール（トリグリセリド）→中性脂肪		ビタミンE（vitamin E）	59, 62, 76
トリプシンインヒビター（trypsin inhibitor）	65	非タンパク質呼吸商（nonprotein respiratory quotient: NPRQ）	35
トレッドミル（treadmill）	94, 104		
トレーニング（training）	119	ピッチ（pitch）	111
トロポニン（troponin）	10	皮膚温（skin temperature）	86
トロポミオシン（tropomyosin）	10	非ふるえ産熱（nonshivering thermogenesis）	88
		肥満（obesity）	132
ナ		ピルビン酸（pyruvic acid）	38
ナイアシン（niacin）	58	疲労（fatigue）	73
内部環境の恒常性（homeostasis）	2	疲労度（degrees of fatigue）	79
内分泌腺（endocrine gland）	28	貧血（anemia）	58
長さ-活動張力曲線（length-active tension curve）	17	敏捷性（quick moving）	2
長さ-静止張力曲線（length-resting tension curve）	17	ファルトレクトレーニング（fartlek training）	121

不感蒸泄（insensible perspiration）	54, 86
副甲状腺ホルモン（parathyroid hormone）	55
腹式呼吸（abdominal breathing）	26
輻射（radiation）	85
物理調節域（physically regulated zone）	84
舞踏病（chorea）	22
不妊症（infertility）	59
踏み台昇降（step test）	94
プライオメトリックトレーニング（plyometric training）	123
フリッカー検査（flicker fusion test）	80
フリーラジカル（free radical）	76
プリンヌクレオチドサイクル（purine nucleotide cycle）	53
ふるえ産熱（shivering thermogenesis: ST）	88
フルクトース（fructose）	65
分枝アミノ酸（branched chain amino acids）	52, 81
平均血圧（mean arterial pressure）	25
ペースメーカー（pacemaker）	24
ベッドレスト（bed rest）	3, 136
ヘモグロビン（hemoglobin）	56
変形性関節症（osteoarthritis）	127, 139
便秘（constipation）	143
片麻痺（hemiplegia）	141
防衛体力（fitness for protection）	2, 105
放射（radiation）	85
飽和脂肪酸（saturated fatty acid）	62
補酵素（co-enzyme）	57
補足運動野（supplementary motor area）	21
ホメオスタシス（homeostasis）	2
ホルモン（hormone）	28
ホルモン感受性リパーゼ（hormone sensitive lipase）	50
本態性高血圧（essential hypertension）	128

マ

マクロファージ（macrophage）	31
マスターの二階段テスト（Master's 2-step test）	102
マッサージ（massage）	82
豆類（pulses）	65
慢性疲労（chronic fatigue）	78
ミオグロビン（myoglobin）	56
ミオシン（myosin）	9
水の出入り（water balance）	54
ミトコンドリア（mitochondria）	44
脈圧（pulse pressure）	25
脈拍（pulse）	93
ミルキングアクション（milking action）	23
無酸素運動（anaerobic exercise）	5
無酸素性作業閾値（ananerobic threshold:AT）	44
無酸素的解糖系（anaerobic glycolytic pathway）	38, 119
胸やけ（pyrosis）	31
メカノスタット理論（mechanostat theory）	136
メタボリックシンドローム（metabolic syndrome）	132, 141
メッツ（metabolic equivalents: METs）	6, 39, 116
メディカルチェック（medical check）	92
免疫（immunity）	31, 110
毛孔性角化症（さめ肌）（keratosis pilaris）	58
問診（anamnesis）	93
文部科学省（Ministry of Education, Culture, Sports, Science and Technology）	112

ヤ，ラ

薬物療法（drug treatment）	129
夜盲症（nyctalopia）	58
有酸素運動（aerobic exercise）	5
有酸素的代謝系（aerobic metabolic pathway）	38, 119
腰痛（lumbago）	4, 93, 127
予備吸気量（inspiratory reserve volume）	26
予備呼気量（expiratory reserve volume）	26, 89
ラクトース分解酵素（ラクターゼ）（lactase）	66
リハビリテーション（rehabilitation）	123, 130
リポタンパク質（lipoprotein）	4, 50
リポタンパク質リパーゼ（lipoprotein lipase: LPL）	50
レジスタンストレーニング（resistance training）	121
レペティショントレーニング（repetition training）	120
ロイシン（leucine）	52

編者紹介

岸　恭一（きし　きょういち）
- 1966年　京都府立医科大学医学部医学科卒業
- 現　在　徳島大学名誉教授，名古屋学芸大学名誉教授

上田　伸男（うえだ　のぶお）
- 1977年　徳島大学大学院栄養学研究科修了
- 現　在　元聖徳大学人間栄養学部　教授

塚原　丘美（つかはら　たかよし）
- 1993年　徳島大学医学部栄養学科卒業
- 現　在　名古屋学芸大学管理栄養学部　教授

NDC 491　161 p　26 cm

栄養科学シリーズNEXT
運動生理学　人体の構造と機能　第2版
2011年　4月30日　第1刷発行
2024年11月18日　第12刷発行

編　者	岸　恭一・上田伸男・塚原丘美
発行者	篠木和久
発行所	株式会社　講談社　KODANSHA
	〒112-8001　東京都文京区音羽2-12-21
	販　売　(03)5395-5817
	業　務　(03)5395-3615
編　集	株式会社　講談社サイエンティフィク
	代表　堀越俊一
	〒162-0825　東京都新宿区神楽坂2-14　ノービィビル
	編　集　(03)3235-3701
印刷所	株式会社双文社印刷
製本所	株式会社国宝社

落丁本・乱丁本は，購入書店名を明記のうえ，講談社業務宛にお送りください．送料小社負担にてお取り替えします．なお，この本の内容についてのお問い合わせは講談社サイエンティフィク宛にお願いいたします．
定価はカバーに表示してあります．

© K. Kishi, N. Ueda and T. Tsukahara, 2011

本書のコピー，スキャン，デジタル化等の無断複製は著作権法上での例外を除き禁じられています．本書を代行業者等の第三者に依頼してスキャンやデジタル化することはたとえ個人や家庭内の利用でも著作権違反です．

JCOPY〈(社)出版者著作権管理機構　委託出版物〉
複写される場合は，その都度事前に(社)出版者著作権管理機構（電話 03-5244-5088, FAX 03-5244-5089, e-mail：info@jcopy.or.jp）の許諾を得てください．
Printed in Japan

ISBN978-4-06-155369-9

栄養科学シリーズ NEXT

基礎化学 第2版 新刊	ISBN 978-4-06-535640-1
基礎有機化学 第2版 新刊	ISBN 978-4-06-535642-5
基礎生物学	ISBN 978-4-06-155345-3
基礎統計学 第2版 新刊	ISBN 978-4-06-533602-1
健康管理概論 第4版 新刊	ISBN 978-4-06-533432-4
公衆衛生学 第3版	ISBN 978-4-06-155365-1
食育・食生活論	ISBN 978-4-06-155368-2
臨床医学入門 第2版	ISBN 978-4-06-155362-0
解剖生理学 第3版	ISBN 978-4-06-516635-2
栄養解剖生理学	ISBN 978-4-06-516599-7
解剖生理学実習	ISBN 978-4-06-155377-4
病理学	ISBN 978-4-06-155313-2
栄養生化学	ISBN 978-4-06-155370-5
生化学 第2版 新刊	ISBN 978-4-06-535641-8
栄養生理学・生化学実験	ISBN 978-4-06-155349-1
運動生理学 第2版	ISBN 978-4-06-155369-9
食品学	ISBN 978-4-06-155339-2
食品学総論 第4版	ISBN 978-4-06-522467-0
食品学各論 第4版	ISBN 978-4-06-522466-3
食品衛生学 第4版	ISBN 978-4-06-155389-7
食品加工・保蔵学	ISBN 978-4-06-155395-8
基礎調理学	ISBN 978-4-06-155394-1
調理学実習 第2版	ISBN 978-4-06-514095-6
新・栄養学総論 第2版	ISBN 978-4-06-518096-9
基礎栄養学 第4版	ISBN 978-4-06-518043-3
分子栄養学	ISBN 978-4-06-155397-2
応用栄養学 第6版	ISBN 978-4-06-518044-0
応用栄養学実習 第2版	ISBN 978-4-06-520823-6
運動・スポーツ栄養学 第4版	ISBN 978-4-06-522121-1
栄養教育論 第4版	ISBN 978-4-06-155398-9
栄養教育論実習 第2版	ISBN 978-4-06-155381-1
栄養カウンセリング論 第2版	ISBN 978-4-06-155358-3
医療概論	ISBN 978-4-06-155396-5
臨床栄養学概論 第2版	ISBN 978-4-06-518097-6
新・臨床栄養学 第2版 新刊	ISBN 978-4-06-530112-8
栄養薬学・薬理学入門 第2版	ISBN 978-4-06-516634-5
臨床栄養学実習 第3版	ISBN 978-4-06-530192-0
公衆栄養学概論 第2版	ISBN 978-4-06-518098-3
公衆栄養学 第7版	ISBN 978-4-06-530191-3
公衆栄養学実習	ISBN 978-4-06-155355-2
地域公衆栄養学実習	ISBN 978-4-06-526580-2
給食経営管理論 第4版	ISBN 978-4-06-514066-6
献立作成の基本と実践 第2版	ISBN 978-4-06-530110-4

東京都文京区音羽 2-12-21
https://www.kspub.co.jp/

KODANSHA

編集 ☎03(3235)370
販売 ☎03(5395)581